－ 新版彩印·自医系列 －

养好五脏不生病
自然排便法
－ 自医与调养 －

张远声　张　冬　张　涛　张庆尧　张钰儿 / 著

U0335104

中国中医药出版社
·北　京·

图书在版编目（CIP）数据

养好五脏不生病·自然排便法 / 张远声等著 . —北京：
中国中医药出版社，2020.8
ISBN 978-7-5132-5560-8

Ⅰ . ①养…　Ⅱ . ①张…　Ⅲ . ①便秘—防治　Ⅳ .
① R574.62

中国版本图书馆 CIP 数据核字（2019）第 079233 号

中国中医药出版社出版

北京经济技术开发区科创十三街 31 号院二区 8 号楼
邮政编码　100176
传真　010-64405750
三河市同力彩印有限公司印刷
各地新华书店经销

开本 710×1000　1/16　印张 12　字数 176 千字
2020 年 8 月第 1 版　　2020 年 8 月第 1 次印刷
书号　ISBN 978 – 7 – 5132 – 5560 – 8

定价　69.80 元
网址　www.cptcm.com

社 长 热 线　010-64405720
购 书 热 线　010-89535836
维 权 打 假　010-64405753

微信服务号　zgzyycbs
微商城网址　https://kdt.im/LIdUGr
官 方 微 博　http://e.weibo.com/cptcm
天猫旗舰店网址　https://zgzyycbs.tmall.com

如有印装质量问题请与本社出版部联系（010-64405510）

前　言

在我国，"自医"已有数千年的历史了，为何至今仍然鲜为人顾呢？为什么人类的内脏很容易生病，而且多数是久治不愈呢？为什么人均寿命只有 70 ～ 80 岁，还不到人类自然寿命的三分之二，而且常常使人未老先衰呢？又是什么原因使医学难以做到无所不能呢？诸多难

扫码看视频

有关自医话题

解之迷的主要根源，只在于人们没有留意人体自身独有的生理结构，并且忽略了这种特殊结构给人类生命健康造成的重大影响。它不仅使"自医"容易裹足不前，也阻碍着医学的阔步发展，更会让人们包括医学专家在内的国家精英们在患病时，都同样是因为从医学上找不到治疗方法，又难寻行之有效的自医措施，而让大家只能无奈地早逝，给人类留下千古遗憾。

其实，人们只要站在客观角度看看自己，就不难发现，直立行走彻底改变了人体的内脏结构，使人们的腹腔变成了一个"坛子"形状，将五脏六腑堆积并且蜷缩在这个"坛子"之中，上面的胸腔则协同上体的全部重量持续压迫着腹腔，常常将腹腔内脏压缩得很小很小，这种极其压抑的生理环境，让五脏六腑经常处于供血不足、气血不通，甚至严重缺血的状态，我们将这种扭曲着的内脏结构称之为"罎装内脏"结构。由于这种特殊的内脏结构一直被人们所忽略，致使"罎装内脏"所导致的结构扭曲、内脏缺血、免疫力差，这三大先天铸就的生理瑕疵一直难以被化解，让多

扫码看视频

简说"罎装内脏"

病、早衰、短寿成为人类无法抗拒的普遍现实。

人们只有看到影响着自身生命健康的根源，了解内脏疾病的根本病因，知道自己内脏最需要的是什么，最怕的是什么，才能从根源之处着手来趋利避害，开发出

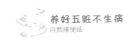

扫码看视频

医不自医与医学局限

行之有效的自医方法，以疏通内脏气血，化解结构扭曲，提升自身的免疫力，针对病因进行自医与调养，才能有望使人类从此做到少生病、不生病。即便是罹患了疾病，也可以通过疏通内脏气血等相关方法提升自身的抗病能力，有效配合临床医疗，弥补医学的局限性，使自医与求医相辅相成，共筑人类健康长城。

我们就拿发病率较高的便秘来说，它之所以能够困扰人类数千年，一直难以治愈，关键在于人们没能找出罹患便秘真正的根源所在，致使临床上医不对因，隔靴搔痒，让人们只能使用泻药或者灌肠等对症治疗方法来小心翼翼地应付每天的排便。

研究发现，人们之所以先天性排便困难，并相继罹患便秘，且久治不愈，主要根源在于肛部"别劲"。这是因为直立行走改变了人类的肠道结构，让直肠随着腹腔直立起来，而固定在臀部上的肛管却无法直立，使直肠与肛管之间形成了一个不小的屈曲角度，让人类的肛部在排便时会呈现一种"别劲"状态而阻碍着粪便的排出，迫使人类选择了用力挤压的方式排便。这种用力挤压式排便方法所使用的是一种对人体极具破坏性的"鼓胀力"，其强大的排斥力会促使粪便不断冲击直肠壶腹，使直肠底部不断地下挫、前突、膨大、变形，使得肛部"别劲"日渐加重，导致人们的排便越来越困难，也让用力挤压排便的力度不断加大，严重时甚至经常需要用尽全身力气长时间持续"努挣"才能实现排便。正是这种用力挤压过程中所产生的巨大"鼓胀力"，能够通过体液传播而扩散至全身上下，势如破竹般地压缩全身上下的内脏器官，往往会对五脏六腑造成摧毁性的破坏作用，不仅是诱发诸多内脏疾病的根源，还是促使人们早衰与短寿的祸首，更是卫生间意外死亡的罪魁祸首之一。如果不摒弃用力排便的方法，人们就难有健康美满的人生。

扫码看视频

从便秘不治
看医学局限性

自然排便法，是引导粪便自然排出的方法。之所以称其"自然"，是因为该方法采用了向上拔提肠道的排便动作。人们将肠道向上提升，不仅可以促使粪便快速下移，而且能够使阻碍排便的"别劲"部位得以延展开来，使之形成直排通道，使粪便自然滑出。书中列举的排便方法多达数十种，大家只要掌握其中的三五种就一生够用了。

书中介绍的"5分钟排便法"就是一种便捷的排便方法，是将排便与"寻便"（含催便）两种动作，结合成为一个"动作组合"的快捷排便方式。一边排便、一边催便，可望缩短便程，让大多数人能够在5分钟之内完成排便，使人们的排便活动更加顺畅、爽快、轻松。人们也在实践中发现，自然排便法对于诸多内脏疾病具有良好的自医与调养作用，患有这些疾病的朋友不妨一试。

据相关文献统计，我国便秘患者已超过了总人口的60%，肛肠病的总发病率约为59%，其中，以痔疮、肛裂、脱肛等病居多。书中对如何调养与预防便秘与肛肠疾病，以及临床上常见的疑难杂症，也都列出了一些自医与调养方法。让我们不用医生、不用药物、不用设备、不用花钱，便可以轻松摆脱相关疾病的困扰，实在是一举多得。

本书力争简洁明了，通俗易解，描述的方法简单易懂、一看就会，不论男、女、老、少都可放心使用，安全、有效，省时、省钱，非常方便。此外，书中附有多个与内容相关的视频作为补充阅读，手机扫描二维码即可免费观看。

书中如有阐述不当、讲解不清或疏漏之处，真诚期望广大读者和医界同仁提出宝贵意见和建议。

张远声

2020年2月26日

使用说明

1. 排便姿势

人们的排便姿势有坐便与蹲便两种。无论是采用坐便还是蹲便的姿势，自然排便方法的原理完全相同。但由于蹲便姿势时躯体没有完全舒展，箭头无法全部标记出来以展示动作要领，因此书上的示意图多以坐姿为主。两种姿势的主要区别在于，坐姿用双手撑膝，既可以为排便助力，又可以把握身体平衡；采用蹲姿排便时，是用两肘撑住膝部来为排便动作助力，同时把握身体平衡（见下图）。

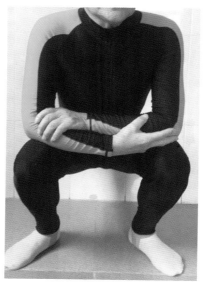

蹲姿排便时，用两肘撑住膝部

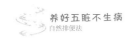

2. 配图中的箭头

书中有许多动作示意图，配有不同形状与颜色的箭头，分别代表各个不同部位的动作状态，展示动作的方法与要领，便于大家理解与掌握，做到一看图就知道如何做动作。

进行动作的部位与方向，用红色大箭头表示——＞；

胸廓的动作方向，用紫色短箭头表示 ➡；

肩部的动作方向，用紫灰色短箭头表示 ➡；

扫码看视频
箭头：书图上的语言

腰椎的动作方向，用绿色短箭头表示 ➡；

腹肌的动作方向，用橙黄色短箭头表示 ➡；

髋部的动作方向，用蓝色短箭头表示 ➡。

心口窝的动作，采用红色大箭头"——＞"表示动作从哪里开始，经过哪里，运动到哪里。一般情况下，红色箭头的动作由心口窝与腹肌操控，运动时，可以直接按照箭头指示的动作位置和方向路线来进行运动。

其他部位的配合动作，采用不同颜色的粗短箭头，表示各个相关部位配合时的动作。

为了便于记忆，我们将图上表示肩部的紫灰色短箭头 ➡画在肩部，将表示髋部动作的蓝色短箭头 ➡画在髋部，采用接近肌肉颜色的橙黄色短箭头 ➡表示腹肌，其余的两个颜色短箭头（紫色短箭头 ➡表示胸廓，绿色短箭头 ➡表示腰椎），也都尽量靠近所表示的部位，让大家比较容易记住并看懂动作的方法与要领，能够做到一看到图，就知道如何做动作了。

例如"拔提直肠区"（见下图），红色大箭头是代表心口窝的动作要从直肠区垂直向上拔提，橙黄色短箭头向上代表腹肌要配合向上拔提，绿色短箭头代表腰椎配合向上拔提，上面的紫色短箭头代表胸廓配合向上拔提，两个肩部向上的紫灰色短箭头表示两肩也要配合向上拔提。两臂上面的白色箭头表示双臂要用力向上撑起肩部来助力。

又如"抻拔左下腹"（见下图），有一大一小两个不同方向的红色大箭头，是表示两个动作要同步进行。标有①的红色大箭头向左，是说先向左抻，旁边有一个同向绿色短箭头，是说这个左抻的动作要由腰椎来负责向左持续抻牵。标有②的红色大箭头是表示在①的动作进行之后，再将心口窝持续向上拔提，橙黄色短箭头、

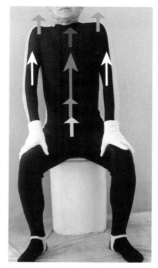
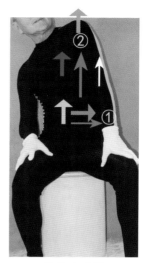

拔提直肠区　　　　　　　抻拔左下腹

紫色短箭头与肩部的紫灰色短箭头都向上，是说腹肌、胸廓、左肩共同配合心口窝向上拔提。左臂上的白色箭头代表左臂要向上撑起助力。

　　一般多个动作同时进行时，就必须将动作的驱动部位分清，让相关部位各司其职，动作才能协调一致。

3.检索与查询

　　许多常用的动作方法和技巧，都可能在书中多次出现。为了避免重复阐述，每个动作只在动作详解处进行详细说明。能够记住五种颜色短箭头所代表含义的朋友，基本上一看图就会上手操作。而暂时记不住或者需要检索时，可通过书末部分的附录进行动作方法的查询与检索。

4.常用术语与举例

（1）常用术语

　　为了方便阐述，书中将一些词语限定来表达特定的概念，例如"动作排

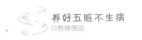

便法""串法"等，构成了特定的"术语"，在书中反复使用。要熟练掌握相关的方法和技巧，首先需要理解这些术语的内容和含义，否则就会容易被"术语"拦了路。

每个术语最初在书中出现时，一般都进行了初步的解释，如果阅读时没有留意，后面遇到这个术语时，自然就会感到茫然，甚至感到这书"太深、太专业"，其实不然。

"术语"是掌握动作技巧的"敲门砖"，不可忽略、不可省略。大家只有掌握了术语，才能掌握动作技巧，做到应用自如。海口市的一位读者是某医院的副主任医师，她在阅读时，将书中的每一条术语都画上线、做上标注。她还将出现频率高的术语，抄写在专用的笔记本上，可以随时查找使用。这种良好的阅读习惯，不仅保证了阅读效果，能对相关内容深入了解，也使阅读查找变得更快捷、更准确，值得效仿。

（2）常见词语举例

"用力挤压式排便"——以用力挤压的方式进行排便，即传统的排便方法。

"便程"——指从排便开始到结束所需要的时间。

"动作排便"——指通过实施相关排便动作来促进排便，引导粪便自然排出的方法。

"操作排便"——通过手指触及相关敏感部位刺激引发排便反射，直接影响肛管状态，克服"肛门别劲"，促使粪便移动与排出的方法。

"肛部别劲"——直立行走使人们的肛门部位形成较明显的屈曲"别劲"状态，成为人类排便的最大障碍之一。

"鼓胀力"——通过强力压缩充满介质（如气体、液体）的密封物体，促使物体内部压力骤然升高，形成从物体内部向外膨胀的力。

"便意"——排便之前人们会感到腹腔里面有一种仿佛不停地翻动着需要马上排便的感觉，就是所谓的便意。便意来自消化神经的反射过程，是实现排便的先决条件。

"寻求便意"——通过相关动作方法刺激神经系统的反射过程，以促使便意出现，简称"寻便"。

"直立位"——人们的躯体在直立状态下，使部分消化道呈上下垂直的走向，形成一种不够和谐的生理状态，常常会给粪便排出的过程带来诸多不顺畅的因素。

"拢住心口窝"——内脏运动的基础动作，方法参照下图。

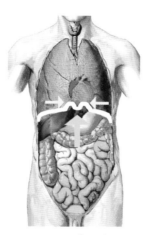

拢住心口窝示意图

"直肠下挫"——在用力挤压排便日复一日的强力冲击之下，直肠壶腹底部位置不断下移，导致排便愈加困难。

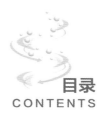

目录
CONTENTS

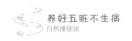
养好五脏不生病
自然排便法

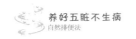

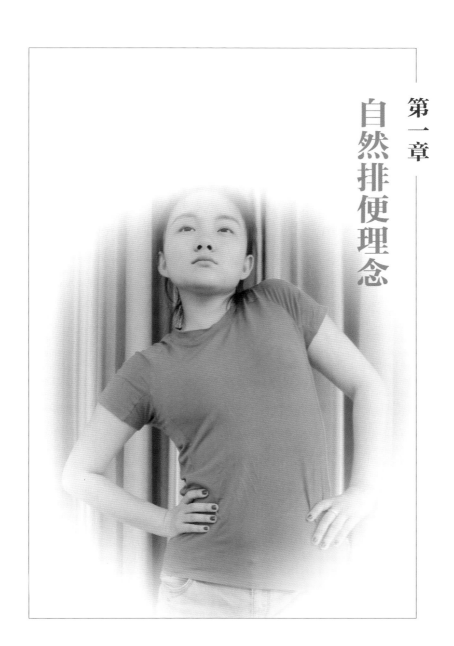

第一章

自然排便理念

有了自然排便法，人们不仅可以摆脱数千年来一直严重危害内脏健康的用力挤压式排便方法，且有助于便秘等疾病的康复，有望让人们共同走上健康与长寿之路。

扫码看视频

**自然排便法诞生于
2006 年**

第一节　排便与内脏健康

排便，既是人们新陈代谢中重要的一环，也是人类延续生命活动的必要需求。传统的用力挤压式排便方法对于人体内脏的健康危害深重，我们有必要讨论这种排便方法为何会危害内脏健康，为何会使排便变得越来越困难，并探讨该如何掌握健康有益的排便方法等。首先，我们需要重温一下人们消化生理的特点。

一、消化与排泄

（一）人体的消化道与众不同

1.消化道概况

消化道包括口腔、咽、食管、胃、小肠（十二指肠、空肠、回肠）和大肠（盲肠、直肠、结肠）等部，从上到下纵穿体内。成人的消化道全长可为

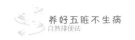

6～10米（图1-1）。

食物从口腔和咽部向下，经食管到胃，胃是消化道中最膨大的部位，向下与小肠相通，小肠下面是大肠。

大肠是消化道的末段，也是最粗的肠道，略呈"门"字形状（图1-2），上接于回肠。成人的大肠全长约1.5米，分为盲肠、阑尾、结肠、直肠和肛管五部分。

直肠的下面是肛管，成人的肛管平均长4cm。需要注意的是，直肠与肛管并不在一条直线上，而且在连接处形成了一个不小的屈曲角度，给排便带来阻力，在本书中我们称其为"直-肛曲"。

肛管的出口就是肛门了。

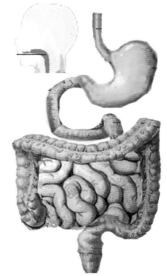

图1-1　人体消化道示意图

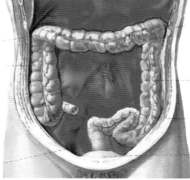

横结肠（肝曲）
升结肠
横结肠（脾曲）
降结肠
乙状结肠
膀胱
直肠

图1-2　大肠呈"门"字形

2. 堆积在"坛子"之中的肠道

躯体直立使人们的腹腔变成一个不规则的"坛子"形状，让肠管纷纷堆积并蜷缩在这个坛子形状的腹腔之内，同时将大肠直立起来，乙状结肠变成

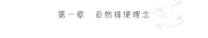

过山车一般的上下起伏势态，给粪便的形成与排出设置了不小的障碍。

混合性食物在近 6 米多长的小肠内仅仅停留 3 ～ 8 小时，而在只有 1 米多长的大肠之中要停留 20 小时甚至更久，长时间滞留使水分被过度吸收，所导致的粪便干硬现象常常使人排便困难。

（二）粪便在大肠形成

食糜经过小肠的吸收和消化后，从回肠末端经回盲瓣进入大肠。接下来大肠的主要任务，则是形成粪便和排出粪便。

1. 粪便排出途径

大肠的运动形式，主要有混合运动（袋状往返运动）与推进运动（蠕动和集团运动）。粪便在大肠移动与排出的路径是：由升结肠竖直向上，经肝曲入横结肠，沿横结肠向左行，经脾曲入降结肠，后由降结肠向下行，沿上下起伏的乙状结肠进入直肠（图 1-3），最后通过肛管，经肛门排出体外。

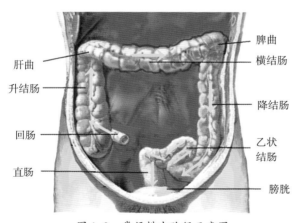

图 1-3 粪便排出路径示意图

2. 大肠的功能

大肠的主要功能是吸收水分（每日可吸收 5 ～ 8 升水）和无机盐，以及由大肠内细菌合成的维生素 B 复合物和维生素 K 等物质，使食物残渣形成粪便，沿着大肠向下移动。其间，大肠内的细菌还可使某些氨基酸脱羧生成胺，包括组胺、酪胺、吲哚和粪臭素。

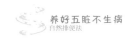

3. 大肠液的作用

大肠的黏膜上皮和大肠腺含有许多杯状细胞，会分泌大量的黏液，即大肠液。大肠液是一种碱性（pH 值 8.3 左右）的黏稠液体，可以滑润肠道、软化粪便，减少粪便与肠黏膜间的摩擦，起到防止肠黏膜遭受机械损伤的作用，并有助于粪便的成形。

大肠液的分泌，主要由食物残渣对肠壁的直接机械刺激或通过局部神经丛反射引起。因此机械性的刺激，例如拔提肠道等寻便与排便的动作，就有促进大肠液分泌的功效，有助于让粪便成形。

一旦大肠液分泌减少，就会导致肠道干涩，使粪便移动困难，让粪便显得更加干燥与坚硬。同时还会影响排便动力，容易引发塞便，更可能在用力挤压式排便时，增加患上各种肛肠疾病的概率。

4. 粪便的形成

食物残渣在大肠内停留的时间较长，大部分水分会被大肠吸收。同时，经过大肠内的细菌发酵（针对糖、脂质）与腐败（针对蛋白质）作用形成粪便。

正常粪便中，水分含量占 3/4，固体物占 1/4。粪便中还含有大肠内的很多细菌，大多是大肠杆菌和葡萄球菌等，占粪便固体重量的 20% ～ 30%。

（三）消化道平滑肌的一般特性

消化道平滑肌除了具有肌肉组织共有的特性（兴奋性、传导性、收缩性）之外，还具有其自身的功能特点，具体表现为：

（1）具有一定的自动节律性与紧张性，能在平时保持一定程度的收缩状态。

（2）富有伸展性，使其在容纳食物时，内部压力不会发生明显的变化。

（3）兴奋性低，收缩缓慢。

（4）对电刺激较不敏感，对机械牵拉、温度变化和化学性刺激较为敏感。

由于消化道平滑肌具有对电刺激不太敏感，而对机械牵拉较为敏感的特性，所以如果能适当施以机械牵拉的话，对于改善肠道功能，促进便秘康复都会有重要意义。人们可以根据消化道平滑肌的这一特性，通过自然排便法的拔抻等动作进行某些机械性牵拉，以此作为激发肠道细胞生理功能的自然刺激因素，进而有望成为推进与排出粪便的助力。

二、消化道神经系统

消化道神经系统的某些特点，可以为人们追求自然排便与摆脱便秘所用，须得到应有的重视。

（一）消化道的神经系统

1. 胃肠道的神经支配

胃肠道平滑肌和腺体的活动受外来神经和内在神经的双重支配，但可以说，人体的胃肠道运动主要受局部的肠神经系统调节，而对中枢神经系统是有相对独立性的。胃肠的内在神经丛（也称胃肠壁内神经丛）包括黏膜下神经丛（位于胃肠壁黏膜下层）和肌间神经丛（位于环形肌层与纵行肌层之间）。内在神经丛包含无数神经元和神经纤维，这些神经纤维也包括了支配胃肠的自主神经纤维。内在神经丛构成一个完整的、相对独立的整合系统，在胃肠活动的调节中具有重要意义。

2. 消化道神经系统的特点可为自然排便所用

每当人们采用运动肠道的相关动作时，其所产生的刺激，首先来自于内在神经丛的感觉神经元所产生的兴奋与传导，其引发运动神经元与中间神经元的兴奋与反射，以促进肌间神经丛与黏膜下神经丛的兴奋过程，以此来激发相关肠道细胞的生理功能，调节肠道的活动和腺体分泌，从而起到化解排便障碍因素的作用。据此，人们就可以通过抻拔肠道等机械性牵拉动作兴奋肠道的神经系统，来克服罎装内脏带来的排便阻力，促进粪便快速移动，实现能够让粪便自然排出并且可以达到随心所欲的境界，以不断提高自身的生活质量。

（二）便意的产生

便意来自于消化道神经系统的反射过程，是实现排便的先决条件，也是

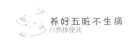
人类掌握排便主动权，进而实现真正意义上的自然排便的需要，并且对摆脱便秘等疾病困扰也具有重要意义。

人的直肠内通常没有粪便，餐后或胃内有大量食物充盈时，常会引起集团活动的增强，称为胃－结肠反射，肠蠕动会将粪便推入直肠而刺激直肠壁内的感受器，引发的冲动经盆神经和腹下神经传入脊髓腰骶段的初级排便中枢，并上传至大脑皮层，进而产生便意。条件许可时即发生排便反射，盆神经活动增强，引起降结肠、乙状结肠和直肠收缩，肛门内括约肌舒张，阴部神经活动减弱，引起肛门外括约肌舒张，促使粪便被排出体外。

（三）排便方法可能影响内脏健康

1. 人类内脏不适应用力挤压排便

鉴于罎装内脏这种特殊的内脏结构特点，不仅会阻碍内脏供血，还可能影响脏器功能。它让整个大肠堆积于坛子形状的腹腔之中，限制着大肠特别是蜷缩在盆腔之中的乙状结肠的伸展性，使其几乎难有任何舒展余地，所导致粪便运行严重受限的状态，会促使人们排便的阻力剧增，排便周期延长，加上共同堆积在坛子里面的其他内脏器官同样处于这种极其压抑的环境之下，致使五脏六腑持续性供血不足，功能不振。在这种内脏缺血的状态下，人类是不适合采用强力挤压的方法排便的。

2. 自然排便法能够促进内脏健康

我们应该如何运用自身内脏器官的生理特点，充分利用肠管平滑肌的生理特长与肠道神经系统的特点，创造出一种既能够顺畅排便，又能不伤害内脏器官并且可以促进内脏健康、具有调养各种相关内脏疾病的排便方法呢？经过十几年的不懈探讨与广大读者的共同努力，让"自然排便法"成为人们既能够顺畅排便又可以促进自身健康的选择，并且在广大读者的关怀与共同浇灌下，使自然排便法能够不断完善并且与时俱进。

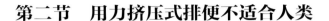

第二节　用力挤压式排便不适合人类

> 用力排便是一种极其有害的排便方法，不仅会毁人健康，也促人早衰，严重时甚至能夺人性命。人们只有摒弃用力排便的方式，采用健康的自然排便方法，才能完善健康与美好的人生。

许多朋友认为，用力挤压式排便没啥大不了的，不就是费点力气嘛，何必大惊小怪呢？这种认识是极其错误的。用力挤压式排便之所以危害深重，是因为使用这种排便方式的过程中会产生一种极其有害的"鼓胀力"。很多人下意识使劲排便的方法，其实一直是通过将自身鼓胀起来所形成的"排斥力"而把粪便挤出体外的。

一、可怕的"鼓胀力"

（一）用力挤压排便的过程

所谓"用力挤压式排便"的动作过程是：吸气屏气、拢胸收腹、鼓肺压榨、还原四个步骤。

具体的过程是首先吸一口气，使肺部充满空气，然后屏住呼吸，将空气留在肺中。接着向内缩拢胸廓，并将胸廓尽量向下压，以抵住下腹，接着收缩腹肌，以尽量减小腹腔容积，增大压强。最后，以鼓起充满空气的肺作为施压的发力点，全力向下腹部挤压。这一连串产生的如"榨油机"般的"挤压力"，直逼直肠与盆底，迫使粪便借助这股强大的压力，"冲"开肛门而排出体外（图1-4）。

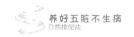

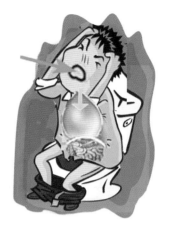

先吸一口气，使肺部充满空气

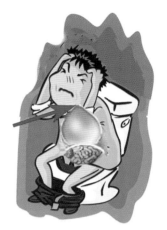

屏住呼吸

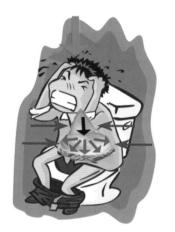

用力挤压，形成强大鼓胀力

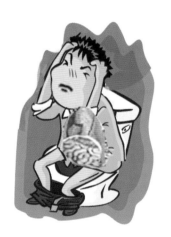

还原

图 1-4　用力挤压式排便示意图

　　像这样在用力挤压排便的过程中，人们用力挤压排便时先吸气，再屏气，然后施压，完全具备形成"鼓胀力"的三大要素，其对人体的影响也完全符合"鼓胀力"的特点，所以人们的传统排便方法用到的就是这种"鼓胀力"。

　　用力挤压过后，无论排便成功与否，压力消除后，受压脏器都需要逐渐复位（受损伤部位除外）。

（二）浅说"鼓胀力"

1. 两种截然不同的"力"

将人们日常生活中的活动根据活动时的用力方式分类，可分为助力运动、主动运动和抗阻运动，但三者均有主动用力的成分，与用力挤压排便所使用的"鼓胀力"的概念完全不同。主动运动亦称自由运动，即运动时既不需要助力，亦不用克服外来阻力，整个动作通过人体主动收缩肌肉来完成，几乎与内脏健康无关。而"鼓胀力"就不同了，该力的产生来自于人们的躯体内部，是将自己"鼓胀"起来所产生的力，是一种能够强烈挤压、具有极大破坏性的力，是会对自身生命健康造成深重危害的力。

2. 什么是"鼓胀力"

"鼓胀力"是通过强力压缩充满介质（如气体、液体）的密封物体，促使物体内部压力骤然升高，形成从物体内部向外膨胀的反作用力。

3. 形成"鼓胀力"的三大要素

充满介质、密封、受压，具备这三大要素即可形成"鼓胀力"，缺一不可。

例如，一只气球如果不充气，无论怎么施压也不会产生鼓胀力；只充气而不密封，施压时气体会被快速排出，也不可能产生鼓胀力；只有将气球充满空气，将口扎紧后再施压，才会产生从内向外的鼓胀力（图1-5）。

图1-5 将口扎紧按压气球会形成鼓胀力

4."鼓胀力"的特点

"鼓胀力"具有较强的抗压性、排斥性与扩散性等特点，并且施加的压力越大，"鼓胀力"越强。

（1）"鼓胀力"具有较强的对外抗压性。例如，鼓胀起来的轮胎可以用来承重等。

（2）"鼓胀力"有排斥作用。例如，人们传统所采用的用力挤压排便所形成的鼓胀力可以将体内的粪便排斥

扫码看视频

浅谈鼓胀力

出去等。

（3）"鼓胀力"具有较强的扩散性。例如，挤压一只充满气的气球左侧，气球的右侧就会膨胀起来；用力挤压排便时虽然挤压的目标是腹腔中的大肠，人们却可以感觉到自己的面部（特别是眼、鼻部位）也同时出现鼓胀感。

（4）施加的压力越大，"鼓胀力"越强。强大的"鼓胀力"可能造成极强的破坏，例如过度充气会使车胎爆胎，水压骤然升高时可使劣质水管爆裂等。

5. "鼓胀力"具有致命的破坏作用

"鼓胀力"的破坏作用屡见不鲜，人类不该将该力施加于自身。不仅人类，对于其他生物来说，给身体施加"鼓胀力"都不会有什么好结果。举个例子，大家都在电视上见过不法商户为了牟利，在屠宰前给活猪、活牛注水的新闻。注水猪肉是黑心肉贩在屠宰前 0.5～1 小时内强制性地用塑料水管从活猪口腔处灌注大量的水到其体内，使其体内充满大量的水分，直到其孔窍（耳、鼻、眼、肛门等）自然流出水时宰杀得来。注水猪肉的色泽浅，呈淡灰红色，有的还会偏黄显得肿胀，盖因鼓胀所形成的排斥力对血管施加了极大的压力，促使水分作为介质在强大鼓胀力驱动下被大量挤进肉内，使注水猪身体末端的毛细血管更是大量破裂，造成组织坏死。

这种采用"鼓胀力"注水的方法与原理，和人们传统排便所用的用力挤压排便方法原理一致，都会在用力挤压的过程中形成一股强大的"鼓胀力"，区别只是注水猪肉是极端的使用范例。而人类使用这种"鼓胀力"，却仅仅只是为了将肠道中的粪便排出，实在是得不偿失。

（三）同样挤压为何结果不同

人们可以经常见到有许多动物与人类一样使用的是用力挤压式排便。那么，为什么其他动物与人类应用的是同一种排便方式，其他动物安然无恙，而对人类却造成了如此深重的危害呢？

由于用力挤压式排便简单易行，数百万年来一直是人类与其他动物共同延用的排便方法，而且自古以来几乎一成不变。近些年来人们已经初步意识到这种传统的排便方式会危害人类的生命健康，却因为没有其他可替代的方法而无可奈何地沿用着。这种传统的排便方式不仅与人们的生活质量密切相

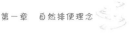

关，也对人类的健康和寿命产生了影响。可以说每种内脏疾病的背后几乎都有用力挤压式排便作祟的身影，人们切不可等闲视之。

1. 其他动物为何"用力挤压排便"而不影响健康

大部分的动物使用四肢行走，多以匍匐的姿态生活，内脏是放平的。其内脏结构的特点是口腔与肛门同在一条水平线上，使直肠与肛管基本上是呈直线对接的，排便时能够形成一条"直道"，对粪便的排出不构成阻碍，即便是用力也很轻微。近年来，几名流体力学专家与结直肠外科医生丹尼尔·朱组建了一支研究团队，研究发现大部分哺乳动物的排便时间约为 12 秒（存在正负 7 秒误差）。之所以排便那么顺畅，还有动物大肠内壁覆有一层极薄的黏液的缘故。虽然黏液层很薄，厚度仅与人类发丝直径相当，但黏液无比润滑，黏度仅为粪便的 1%。

顺畅的肠道结构，润滑的黏液层，使得很多动物就算遇到干硬的粪便，也只需稍加用力，便可在几秒钟之内完成排便。这种顺畅的排便通道甚至可以让某些动物（如马）一边前进一边排便，鸟儿可以边飞边排便。动物的这种排便模式很自然，不会影响动物的内脏健康（图 1-6）。

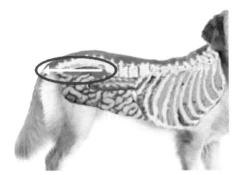

图 1-6 动物的直肠与肛管基本上呈直线对接

2. 躯体直立使人类排便困难

直立体位，让人类肠道上下左右转来转去，给人们消化与排泄带来不便。咽、食管与直肠部分是上下垂直的，但直立体位下，消化道的其余组成部分是被吊挂在后腹壁上，整体堆积于腹腔之中的，其形态变化阻碍粪便排出，作为自然因素为人们排便困难的发生与发展产生了影响。尤其是大肠呈"门"字形的走向，使食物残渣在经过升结肠时要垂直向上走，此过程自然需要一定的升力。而从降结肠末段到乙状结肠的肠道，粪便还要沿着"乙"字形肠道绕个弯，有点像走"过山车"一样，并且使大肠蜷缩于坛子形状的腹腔里

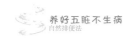

而限制了其伸展性，腹腔的压抑环境自然会使其形态有些呆滞，阻碍粪便的运行与排出。于是，粪便就很容易被阻隔在这一段，形成储存粪便的部位，使粪便下行时阻碍重重，运行速度缓慢，水分被过度吸收而容易形成干硬便块。加上人类将躯体直立时，直肠随躯体直立起来了，而固定在臀部上的肛管并没有直立，使肛管与直肠之间形成明显的"别劲"状态，成为人类排便的最大障碍。这种肛部"别劲"状态常常会将比较干硬的粪便阻隔于肛部而使人难以排出，造成排便困难（图1-7）。

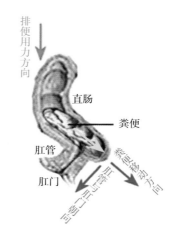

图1-7　肛部"别劲"成为人类排便最大障碍

二、"鼓胀力"对人体的影响

"截寿"和"夺命"是两个令人恐惧的词汇。然而，使用"用力挤压式排便"的方法排便，既截寿又夺命，这已经是不争的事实。在我国，每年都有心脑血管疾病患者由于用力排便而猝死在卫生间里。著名老中医张景春先生，早在百年之前就明确指出："缩腹努挣（出恭），乃逆气血而动之大忌。（努挣）甚者，气失丹田，血塞阴竭，阳亢攻心，夺命之至，回天乏术。"这段论述启发了人们对很多人都会使用的用力挤压排便方法的客观认识，也阐明了卫生间意外的实质，为本书介绍的"自然排便法"的形成与发展，奠定了理论基础。

（一）"鼓胀力"传播扩散带来的影响

人们排便时所施加的压力，并非只是简单的压迫了腹部，而是同时会借助体液（血液、组织液、水分）将强压力传至五脏六腑（图1-8），让大脑、眼睛等全身的各个器官都受到高压的影响。人体内的压强升高，容易给大脑、心、肝、脾、肺、肾等比较脆弱的脏器带来压力，甚至造成意想不到的损伤。

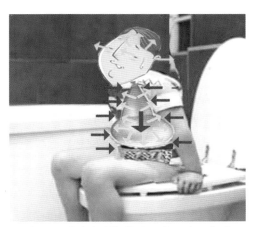

图 1-8　"鼓胀力"传至五脏六腑示意图

（红棕色箭头表示用力挤压，黄色箭头表示向外鼓胀）

1. 导致脏器缺氧

屏气时，会暂时停止摄入氧气，导致血氧含量迅速下降。尤其是屏气又用力挤压式排便时，很容易威胁到大脑、心脏以及一些对氧气需求较为敏感脏器的功能与健康。尤其是经常排便过度用力、持续用力时间较长的人们，停止用力时常常会出现一过性眩晕的症状，这就是大脑缺氧、脑细胞受损的表现。

2. "鼓胀力" 易损伤内脏

人类的内脏在体内由网膜、系膜和韧带固定和支撑，对轻微的外力撞击具有一定的缓冲作用，但对于用力挤压排便时产生的"鼓胀力"却束手无策。"鼓胀力"是从脏腑内部形成的强大的排斥力，会同时冲击人体内牵系内脏的网膜、韧带和系膜。用力挤压排便实质上是自己用力来挤压自己的内脏，并且不会放过任何组织结构，可能对五脏六腑造成直接伤害。

3. 鼓胀抵抗

鼓胀力所产生的强大排挤力会将柔软脏器（肝、脾、胰、子宫、卵巢等）的容积压缩，使之顺应鼓胀需要。而对于诸多中空结构的内脏器官（心脏、血管、肺、肾脏、胃肠等），由于其内容物难以被压缩，就会形成鼓胀力与内容物"硬碰硬"的鼓胀力抵抗作用，简称"鼓胀抵抗"。

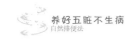

鼓胀抵抗之所以常常来自于中空结构的脏器之内，是因为这些脏器里面的空心部位之中存有大量的液体、气体或者固体物质，这些物质的容积难以被鼓胀力压缩，反而容易在鼓胀力作用下产生相应的抵抗之力。每当外面的鼓胀力向里压时，里面的内容物就会以同样的力度向外抗拒着，从而产生一种抵制鼓胀力的反作用力，进而对于中空脏器来说，会形成一种内、外两面夹击式的压缩方式，使脏器的实际容积被压缩，脏器血液被大量挤出，我们称这种现象为"鼓胀抵抗"现象，它会给脏器带来另类伤害。轻者造成内脏缺血，影响生理功能，重则损伤内脏细胞，破坏组织结构。

我们以心脏为例。心脏是位于胸腔里面的中空脏器，用力挤压排便时心脏会直接受到鼓胀起来的肺的强力挤压，心脏四个房室之内的大量血液在用力排便持续性鼓胀下非但不能被压缩，反而会全力抵制，使鼓胀力只能将心脏实质部位压缩，将血液大量挤出，并且将冠脉血管压扁，从而阻止心肌供血。尤其是心脏在不停地跳动，会一次次被鼓胀力压缩得更紧，使外面的鼓胀一步步限制心脏供血。心脏里面的强劲抵抗可能在心内形成继发性反鼓胀力而直接冲击与排斥心脏内部组织结构，以致影响瓣膜与心肌安全。鼓胀抵抗可能是制造各种各样心脏疾病的根源所在，更有甚者可导致骤然心衰猝死。

其他中空脏器比如血管、肺、肾、胃、肠、胆囊等，都会产生同样的鼓胀抵抗，可能会对这些脏器构成重大伤害，并可能引发诸多疾病，其原理与性质基本相同，不再赘述。

（二）"鼓胀力"造成不良的循环状态

用力挤压排便所形成的"鼓胀力"，会直接影响血液循环，造成一种不良的、危险的循环状态。

1. 最先受到挤压的内脏和血液

挤压排便时，由于粪便在肠道内移动的速度缓慢，而血液与其他液体一样，对于压力的变化非常敏感，所以在受到挤压的第一时间，被挤出去的并不是粪便，而是胸腔与腹腔中所有内脏器官里的大量血液。强大的压力，压缩了腹腔内的容积，压扁了血管，而且主要压迫的是各个内脏器官的毛细血管。毛细血管虽然细小，却如同海棉中的空隙一样，遍布整个脏器，被压扁时，会使大量血液从各个内脏器官中同时涌出。在压力下涌出的数百毫升的血液，一瞬间共同注入静脉，直逼右心房（图1-9）。与此同时，持续升高的肺内压力还会压迫肺静脉血管，直接阻碍肺循环，加重心脏搏血负担。这些压力，对人们的生命健康构成了重大威胁。

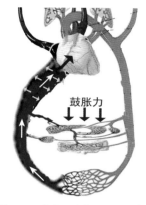

图1-9　"鼓胀力"压迫血管，阻碍肺循环示意图

2. 血压明显改变

在人们用力挤压排便时，"鼓胀力"会将胸腔和腹腔内的大量血液一起挤压出来，瞬间涌入静脉的大量血液拥堵在右心房外，让舒张压大幅度飙升，可升高 4～6.65kPa（30～50mmHg），收缩压可升高 1.33～2.66kPa（10～20mmHg），心率也明显下降。用力挤压排便过程中形成的高舒张压，常常会直接威胁到心脏搏血与心肌泵血功能，尤其是"脉压异常性高血压"，容易形成一种强大的破坏性压力，不仅可能成为罹患高血压的诱因，更可能损伤心脏功能，引发各种心脏疾病（图1-10）。

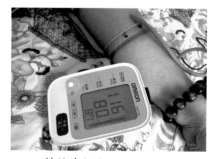
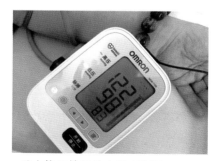

排便前血压 116/80mmHg　　　　用力挤压排便时血压 122/98mmHg

图1-10　"鼓胀力"导致血压异常

3. 阻碍肺循环

我们使用千斤顶将汽车顶起来时，千斤顶下面需要有牢固的地面来支撑。同样，用力挤压式排便时，人体也是以充满空气并鼓胀起来的肺来作支撑的，不然无论如何也挤压不起来。

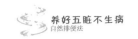

然而肺的组织结构比较脆弱，极易受到损伤，并不适合用来支撑。每当人们将肺"鼓胀"起来，再施以强力挤压时，外部向内的压力与内部向外的张力"对抗"，这种状态下就极易损伤肺泡、小气管和肺部软组织。肺"鼓胀"起来时肺内压力骤然升高，会阻碍肺循环。

一旦肺循环阻力增加，会使肺动脉压急剧增高，以致于出现肺动脉高压，右心室扩张并影响右心室功能，从而形成一种极其危险的循环状态，威胁人们的生命健康。

（三）危险的"脉压异常性高血压"

用力挤压式排便导致的脉压异常性高血压（以下简称"异脉高压"），对人体内脏的健康危害匪浅。

1. 什么是异脉高压

"异脉高压"，是在"鼓肺"与排便压力的协同作用下，所造成的一种对内脏器官具有较强破坏力的、扭曲的循环模式。在此状态下，五脏六腑的血液被大量挤出，瞬息之间大量涌入静脉，促使舒张压骤然升高，影响心脏的泵血功能。同时迫使心脏应激性提升收缩压，但由于提升幅度受限，就形成了血压不均等升高，导致了这种以脉压异常变化为特点的"异脉高压"，会严重危害人们的内脏健康，甚至可能引发卫生间内的意外死亡。

2. 血压与脉压

血压（BP）是血管内流动的血液对血管壁造成的侧压力。测定血压时，以大气压为基数，以千帕（kPa）或者毫米汞柱（mmHg）为单位。成年人的血压比较稳定，收缩压一般在 100 ~ 120mmHg 之间，舒张压一般在 60 ~ 80mmHg 之间。

"脉压"即"脉搏压"，是指收缩压与舒张压之差，成年人的脉压一般在 4.0 ~ 5.3kPa（30 ~ 40mmHg）之间。比如，某人的血压为 115/76mmHg，那么他的脉压就是：115 − 76 = 39mmHg。正常的脉压，是保障血液正常循环的关键。

3.测试方法与结果

我们对 10 位平时习惯用力挤压式排便的受试者，进行了模拟"用力挤压式排便"的血压测试，方法为：先测量正常血压，并记录在"便前正常血压"栏内。随后测量模拟用力挤压式排便时的血压，此时屏住呼吸，用力挤压（模仿排便）并在达到用力极限时平稳维持该状态 2～3 秒，以便能够测出一个稳定的血压值。最后将测出的血压值，记录在"用力挤压式排便时血压"栏内，再计算出脉压值与血压升高值，列表如下：

模拟检测"用力挤压式排便"前后血压的变化

受试者	便前正常血压（mmHg）			用力挤压式排便时血压（mmHg）			收缩压与舒张压升高值（mmHg）	
	收缩压	舒张压	脉压	收缩压	舒张压	脉压	收缩压升高	舒张压升高
受试者 A	111	72	39	120	98	22	9	26
受试者 B	128	87	41	140	119	21	12	32
受试者 C	99	59	40	112	92	20	13	33
受试者 D	122	79	43	130	103	27	8	24
受试者 E	116	78	38	126	101	25	10	23
受试者 F	95	52	43	110	86	24	15	34
受试者 G	105	71	34	115	96	19	10	25
受试者 H	116	80	36	122	98	24	6	18
受试者 I	100	63	37	119	91	28	19	28
受试者 J	118	81	37	133	115	18	15	34
平均值	111	72.2	38.8	122.7	99.9	22.8	11.7	27.7

从表中数值可以看出，10 位受试者在模拟排便时的血压均大幅度升高。收缩压平均升高 11.7mmHg，而舒张压平均升高 27.7mmHg，脉压缩小了 16mmHg。由此可见，用力挤压式排便，会使人们的血压骤然升高，脉压值减小。而且，压力越大，脉压越小。

综上所述，用力挤压式排便可能会对人体的诸多内脏器官造成危害。其中，"异脉高压"不仅会危害心脏健康，还可能会对脑、肺、肝、肾造成损伤，也可能是罹患各种内脏疾病的"潜在病因"，成为危害人类生命健康的无

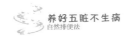
形杀手。

三、用力挤压排便危害五脏六腑

用力挤压排便时所形成的强大"鼓胀力"，会对五脏六腑造成不同程度的损伤。

（一）导致大脑损伤

1. 损伤脑细胞

大脑的重量只占体重的 2% ～ 3%，但大脑需要的用血量却达到了全身供血量的 15%，耗氧量高达全身总耗氧量的 20%。如果达不到这个标准，大脑就会因缺氧而受到损伤。用力挤压式排便时产生的强大压力，会使颅内压骤然升高，阻碍血液进入大脑，致使大脑细胞缺氧。大脑处于缺氧状态时，容易导致脑细胞死亡，引发记忆力减退、脑萎缩、老年痴呆等各种脑部疾病（图 1-11）。

扫码看视频

危害大脑的鼓胀力

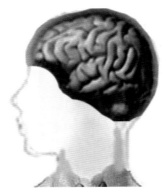

图 1-11 "鼓胀力"阻碍血液进入大脑

2. 引发脑卒中

用力挤压排便时所产生的鼓胀力可能是导致脑卒中的直接原因。这种鼓胀力会在体液的传导下瞬间传递至头部，使颅内压大幅度升高而阻碍脑循环，会使脑部血流缓慢并升高血压，问题常常出现在这种高压而又缓慢流动的循环势态之下。因为高压会推动脂质与血管壁亲密接触，流动缓慢会给脂质的黏附制造更多的机会，让本来就与血管壁具有较强亲和力的脂质大量黏附在血管壁上，给脑血管添堵。日积月累就会导致脑动脉粥样硬化，最终会出现两种结果，一种是堵塞颈动脉引发缺血性脑卒中，另一种是在用力挤压排便时鼓胀力导致脑血管破裂而引发出血性脑卒中，两种脑卒中都与鼓胀力的危害密不可分。它具有发病率高、死亡率高和致残率高的特点，而且一直缺乏有效的治疗手段，目前认为预防是最好的措施。防范脑卒中就要摒弃用力挤压排便。如果人们采用自然排便法，远离鼓胀力的侵害，就有望使人类避免罹患脑卒中。

"鼓胀力"引发脑卒中

（二）威胁心血管健康

1.血液的畸形分布威胁心血管健康

有序的血液循环关系到人们的生命安全，任何不利于血液循环的现象，都可能威胁心血管健康。

循环是由心脏跳动搏血时所产生的收缩压的驱动，向身体各个部位输送血液。搏出的血液流经身体各个部位之后回归心脏，动脉血液（指动脉血管与肺静脉控制的血液量）与静脉血液（指静脉血管与肺动脉控制的血

"鼓胀力"威胁
心血管健康

液量）呈现一种均衡的分布模式，使血液在人体各个部位有序流通，以维持正常的循环功能。每当人们用力挤压排便时，所形成的鼓胀力使胸腔压力骤增，右心室搏血阻力增大，让肺循环濒临瘫痪；腹腔的鼓胀力会瞬间将分布在五脏六腑之中的大量属于动脉范畴的血液一股脑地挤进静脉之中，让静脉血液容积骤然之间猛增，充斥了60%以上的血液量，大量涌入的血液会促使静脉血管骤然鼓胀起来而使舒张压飙升，导致右心房所受到的压力骤增。而动脉血管之中只剩下不到40%的血液量，使动脉（含肺静脉）的可控血液相对稀少而造成人体血液的畸形分布，导致心脏搏血疲软，脏腑循环血液匮乏并处于半瘫痪状态，血液质量（含氧量以及含有各种生命物质的量）也明显

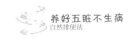

下降。所形成的这种血液畸形分布状态可能严重威胁心血管健康（图1-12）。

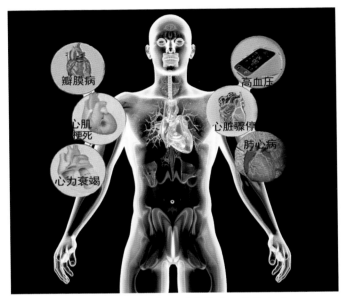

图1-12 "鼓胀力"可引发诸多心血管疾病

由此造成的血液畸形分布状态与所产生的不利影响，一直会持续到排便结束之后的数秒钟乃至数分钟。这种持续性的血液畸形分布现象，对于心血管的杀伤力很强，其危害不容小觑。

2. 引发各种心脏疾病

瞬间涌入静脉的大量血液拥堵在右心房外，让舒张压大幅度飙升，造成一种血液畸形分布的不良的循环状态。这个过程中所形成的高舒张压，常常会直接威胁到心脏搏血与心肌泵血功能，尤其是"脉压异常性高血压"，容易形成一种强大的破坏性压力，不仅可能成为罹患高血压的诱因，更可能由于心脏内外高压、冠脉缺血，致使心肌细胞大量进入休眠状态而损伤心脏功能，伤及瓣膜结构，引发冠心病、心肌梗死等各种心脏疾病。

3. 可能促发原发性高血压病

用力挤压式排便时，人们的血压会骤然升高，便后血压恢复时，并不是每次都能丝毫不差地降回原始血压的。积年累月，用力挤压式排便也可能会使人们的血压逐渐攀升，直到达到高血压的范围。之后如果还是继续保持用力挤压式排便的习惯，血压还会不断攀升，病情也会日渐加重，俨然成为原发性高血压病的潜在病因与重大推手。

（三）损伤其他脏腑

1. 容易造成肺损伤

在用力挤压式排便的过程中，肺被当作施加压力的支撑物，肺内因"鼓胀"产生的强大压力，容易使脆弱的肺泡破裂（图1-13）。破损的肺泡不能再生，而大量肺泡的破损就会降低换气功能，大量残余气体也会留置于破损部位，导致慢阻肺（COPD）等肺部器质性病变，成为人类早衰的基础。大量肺泡破损，还会使人的肺活量不断下降，甚至一活动就气喘，从而降低甚至丧失生产劳动能力。强大的压力，不仅会将肺内的血液挤出，使诸多肺组织失弛变形，还可能会诱发各种各样的肺部感染性疾病。

扫码看视频

鼓胀力催残肺组织

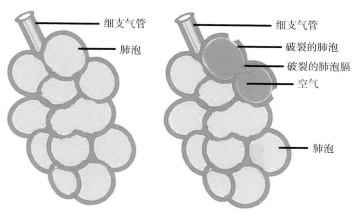

肺泡的组织比较脆弱　　肺泡破裂后就失去了换气功能

图1-13　"鼓胀力"容易损伤肺泡

2. 引发肝损伤

用力挤压式排便也会将肝脏内的血液大量挤出，导致肝脏缺血，肝细胞"减员"，使肝脏逐渐萎缩变小，让肝功能不断减退。

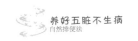

3. 伤害泌尿生殖系统

用力挤压式排便对肾脏的强力挤压，则容易引起肾小体与肾小管损伤，导致各种肾脏疾病。

女性朋友用力挤压排便时，会使位于下腹部的子宫及盆腔内的其他脏器被挤压，使循环受阻，免疫力下降，易使寄生于该部位的致病菌有机可乘，从而引发泌尿生殖系统感染性疾病。

由于很多人会因为不了解而忽略了用力挤压排便的危害，所以许多明明非常讲究个人卫生的女性朋友，有时会莫名其妙地罹患各种妇科疾病，却茫然不知根源所在。

4. 损伤消化系统

肠道受到挤压，循环阻力增大，使微循环（毛细血管中的微循环）受限，肠道供血不足。久而久之，就容易导致大量肠道细胞因缺血而进入休眠状态，影响肠道的生理功能，使肠道蠕动功能减弱，肠液分泌减少，从而引起粪便干硬、便意淡漠、排便困难等症状，引发功能性便秘。另外，肠道缺血会严重危害健康，轻者影响肠道功能，重者引发肠坏死，危及生命。

5. 罹患肛肠疾病

用力挤压式排便时，如果强行将干硬的粪便挤出肛门，就极容易造成损伤性的肛肠疾病。干硬的粪便一旦挫伤肛垫静脉血管，就会引发"痔"；撑裂肛管皮肤层，就会患"肛裂"；如果裹带直肠一起脱出肛外，就会导致"脱肛"。

6. 用力排便可能影响胎儿正常发育

孕妇极容易便秘，孕期如果还是用力挤压式排便，挤压的力度也会增大，会直接挤压子宫、胎盘与胎儿（图1-14），压缩胎盘容积，给胎儿供血造成阻碍。在这种情况下，会造成胎儿体内不同程度的缺氧，可能会给胎儿的发育带来诸多不确定因素。

扫码看视频

鼓胀力可能影响胎儿正常发育

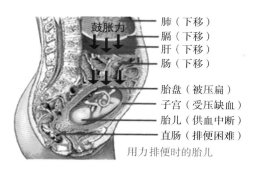

图 1-14 "鼓胀力"会阻碍对胎儿的供血

7.导致脏器下垂

内脏下垂，一般是因内脏受向下的力而导致的。而腹腔之内，人为能制造的最大向下的力，就是用力挤压式排便时产生的鼓胀力了。强大的排斥力，会不断冲击维系脏器的韧带，致使脏器的固有位置逐渐下移，最后导致内脏下垂，如肝下垂、胃下垂、肾下垂、子宫脱垂、直肠脱出等。

四、"鼓胀力"使人早衰

人类衰老在很多方面都有体现，用力挤压排便造成的早衰，主要体现在促使内脏早衰和加速容颜衰老。

（一）供血不足会导致内脏早衰

衰老是一种不可抗拒的自然规律。"内脏早衰"是指人体内脏器官因生理循环状态整体变差而出现的提前衰老现象，具体表现为一个人内脏器官的生理年龄明显大于其实际年龄。有的人虽然实际上只有 30 岁，但其内脏器官已经提前衰老到相当于 60 岁时的状态。

1.供血不足促使内脏逐渐衰老

人类的脏器时刻都离不开血液的濡养，供血不足会给内脏器官带来一系列的不良影响，如无法将内脏器官所需要的营养物质物质运输进来，代谢产物及有毒有害的物质也运输不出去，导致器官的生理功能下降，组织细胞不断地休眠与死亡，使脏器逐渐萎缩变小。器官的提早衰老也会导致一系列发

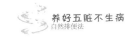

病率高的内脏疾病、慢性病接踵而至，使人苦不堪言。显然，供血不足而引发的营养障碍会促使内脏器官提前衰老。

2. "鼓胀力"加速内脏早衰

用力挤压排便时产生的强大"鼓胀力"会强烈排挤脏腑血液，危害着所有脏器，并不断推动内脏衰老进程，成为催使内脏早衰的第一推手。任何器官一旦出现功能性早衰，都会影响人们的生活质量，使人失去健康，甚至危及生命。人类只有摒弃用力挤压式排便，并改用健康自然的排便方法，才能从根本上摆脱"鼓胀力"的伤害，做出呵护生命健康的最佳选择。

（二）"鼓胀力"促使容颜衰老

容颜衰老是指人们面部皮肤弹性降低，出现皱纹，甚至出现老年斑，影响容貌的现象。导致人类容颜衰老的因素很多，用力挤压排便形成的"鼓胀力"是其中之一。

1. "鼓胀力"促使容颜衰老

"鼓胀力"是通过强力压缩充满介质（如气体、液体）的密封物体，促使物体内部压力骤然升高，形成从物体内部向外膨胀的反作用力。其具有较强的抗压性、排斥性与扩散性等特点，并且施加的压力越大，"鼓胀力"越强。而且这种"鼓胀力"会瞬间传导至全身，几乎无处不至。用力挤压排便时所产生的"鼓胀力"会随着体液迅速传至头部，使颅内压骤升，这时"鼓胀力"要找寻"出路"，就会冲击头部的七个孔窍（目、鼻、舌、口、耳），使人们的面部（特别是眼、鼻部位）出现明显的鼓胀感。而人们为了加把劲将粪便排出，还常常会继续拢住"鼓胀力"，在用力挤压排便的同时习惯性地将自己的面部也绷起来以拢住向外鼓胀的压力，以维持这种能够将粪便排挤出去的鼓胀的力度。然而，这种从内部向外鼓胀，与外面向里收拢作用力相互较劲的状态，很容易伤及局部皮肤的张力，让七窍周边的皮肤逐渐松弛，由此所产生的皱纹就会提前出现在人们的脸上（图1-15）。

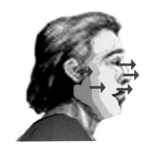

图1-15 "鼓胀力"通过头部孔窍向外鼓胀，促使容颜衰老

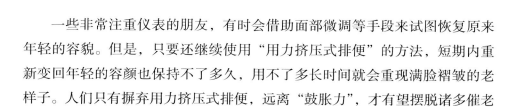

一些非常注重仪表的朋友，有时会借助面部微调等手段来试图恢复原来年轻的容貌。但是，只要还继续使用"用力挤压式排便"的方法，短期内重新变回年轻的容颜也保持不了多久，用不了多长时间就会重现满脸褶皱的老样子。人们只有摒弃用力挤压式排便，远离"鼓胀力"，才有望摆脱诸多催老因素，减缓容颜早衰。

2. "鼓胀力"来自排便时屏气挤压

产生"鼓胀力"的关键因素有三，一是充满介质，二是密封，三是用力挤压。人们挤压排便时首先要先吸一口气，然后屏住呼吸，等于将自己"充满"并密封了起来。接着缩胸拢腹，用力挤压自己的身体，同时也是在用力挤压肺内气体，而在这种压强之下，空气会顽固地维持着自身容积，从而使体内产生一种由内向外鼓胀的力。

由此可见，人们排便时千万不要屏住呼吸，一定要自然呼吸，这样就摆脱了将自己密封起来之虞，也就不会产生"鼓胀力"了。

3. 内脏早衰与容颜衰老相辅相成

一般情况下，容颜过早衰老的人，同时也会有内脏早衰的现象。同理，内脏早衰者的容颜衰老得也很快，原因在于两者同根同源，都与"鼓胀力"这个催老因素密不可分。用力挤压式排便的力度越大，内脏与容颜衰老得越快。二者的不同之处在于，容颜衰老的表象浮于表面容易看到，而内脏深藏于体内，若不留意身体的不适症状，内脏早衰则易被忽视。

综上所述，用力挤压式排便也是导致人们内脏早衰与促使容颜衰老的罪魁祸首，对于人类来说是会截寿夺命的，切不可等闲视之。

4. 早衰根源在人们自身

在这广阔世界的芸芸众生之中，唯有人类直立行走，上挤下压的内脏结构给粪便的排出过程带来诸多的不确定因素。"罐装内脏"的诸多瑕疵，严重影响着内脏气血的运行，加上用力挤压排便时所形成的"鼓胀力"火上浇油，不仅促使内脏早衰，让容颜加速衰老，也使人类成为自然界中内脏疾病最多、病死率最高的群体之一。

上挤下压的内脏形态与用力挤压式的排便方法，一个是身体因素，一个

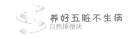
是个人行为，两者的相互作用构成了促使人类早衰的根源，而且让外人难以介入，只有自己主动采取行动才能解决问题。

（三）抵抗早衰靠自医

> 人类的罐装内脏结构注定了气血不通问题会与人们终生相伴，这种由于压抑状态导致的气血不通只有依靠自己化解，人类要想摆脱疾病的困扰，实现自然寿命，就不能忽略自医。

内脏是人类进行生命活动的重要"本钱"，所以内脏早衰不仅会给人们带来诸多的健康问题，更意味着人们的生命活动有失去支撑的危险，万万不可掉以轻心。如何有效抵抗早衰，也是需要人们共同探讨的话题。

1. 自医能够抵抗早衰

自医具有患者从自身矫治诸多问题的特点，是各种临床医疗方法都难以替代的。

数千年来，我们的祖先一直矢志不渝地寻找可以抵抗早衰，能够实现长寿的自医方法，却由于忽略了人类自身状态的制约，而一直没有获得突破性进展。事实也告诫人们，人类内脏早衰以及诸多健康问题的主要根源就是气血不通，而之所以容易气血不通，还是要归罪于"罐装内脏"上挤下压的压抑形态。这属于人体生理结构方面的内在问题，一般不会接受外部干预，不管是灵丹妙药还是精湛医术都难以介入。但时至今日，在我们充分了解人体解剖结构，意识到问题的所在之处后，要解决这些问题，只要五脏六腑直接运动起来，瞬息之间就能够使内脏摆脱压抑状态，疏通脏腑气血，改善脏器功能，并促进自然排便。书中列举的诸多自医方法不仅有望抵抗早衰，减少病痛，也可望化解直立行走带来的诸多伤害，既简单又易行。

自医虽然不是万能的，但缺了自医是万万不能的。人们抗御疾病也有自医与求医两种途径，犹如两条腿走路，缺一不可。只要熟练把握自医要领，做到灵活掌握，巧妙运用，就可能让自身远离早衰。

临床医疗（指群体医疗模式）虽然能够快捷有效地治疗人们的已发疾病，但目前尚无有效方法化解自身结构危害这一根本问题，这种事实已经被"医者不自医"所证实了。而且，化学药物常常带给内脏诸多严重的不良后果，不仅可能损伤内脏，促进早衰，甚至可能引发诸多医源性意外，而且直接导致内脏衰竭的现象也是屡见不鲜。而通过运动内脏进行自医的方法快捷有效，简单易行，既安全又方便，所以受到人们的喜爱。

自医内涵丰富，并可以直接影响内脏结构，改变内脏状态，疏通脏腑气血，遏制内脏衰老，也能从根源上解决诸多内脏健康问题。除了自医之外，很少有其他方法能够影响内脏结构、直接改善内脏状态，并从根本上化解相关的内脏结构问题。

2. 只有认清自己才能有的放矢

随着现代医学的飞速发展，给人们营造了方便快捷的医疗环境，医疗质量与效果都在不断提升，良好的服务受到广大患者的拥戴，在漫长的实践中人们终于认识到，医学并非无所不能。许多医学技术根本无法完全改变人们的某些健康问题。

自医是人类防治疾病的第一道防线，却由于缺少行之有效的自医方法而一直不被看好，让人们常常不把自医放在心上。原因在于没能看清自身状态，缺乏对于自己罐装内脏的客观认知，必然会让某些自医方法无的放矢。许多朋友都主观地以为自己的内脏状态就是那幅内脏解剖图，认为那幅人体解剖图就好像是给自己内脏拍照的照片一样具有亲切感，根本不知道那是别人的照片，是医生用来给病人诊治疾病的工具，与自己的内脏毫不相干。我们自己的内脏根本不是那个样子，而完全是另外一种状态。

要自医首先要客观认知自己，要准确地知道自己的内脏是个什么样子，处于怎样的状态，它最需要什么，最怕什么，才能从中找到自己内脏的特点，悟出属于我们自己的自医方法和自医要领。

3. 自医不可替代

从国家媒体有关"医者不自医"的报导可以看出，医生们普遍缺乏自医，由于大家根本不相信自医，所以才一门心思地寻求临床医疗，也有许多朋友自己按照医学的路数进行着所谓的"自医"，等同于拿医疗来代替自医，结果

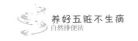

自然是不得要领。通过许多著名的医学专家纷纷猝死的消息，引发了人们对于自医的关注。医者本来就是以医疗为业，却常常治不了自身的病，显示出医学并非无所不能，这可能就是人们常说的医学的局限性。我很赞同著名医学专家田吉顺老师有关"医学局限性"的论述："医者不能自医"就是体现医学的局限性。医生知道自己得了什么毛病，知道结果如何，但是没有能力改变，这就是医学的局限性。可见，医学局限性才是医者不能自医而导致猝死频发的根源所在。

我们认为，医学的局限性源自于罈装内脏给医学设置的障碍，而罈装内脏结构是一种人类直立行走形成的难以改变的人体结构扭曲问题，所导致的内脏缺血与功能减退等诸多实质性问题也是任何医疗技术都难以解决的短板，让医学的局限性成为必然。同时，也使自医与医疗两者在特长上界限分明，医疗善于治标，自医则重在治本。自医需要解决的内脏缺血、提振内脏功能与提升机体免疫力等诸多实质性问题，都是医学难以介入的领域，两者界限分明，不能完全相互替代。据统计，缺乏自医的医生们在常见病的发病率上明显高于普通人，可能与医者不自医不无关系。医生缺乏自医可能危及生命，普通民众也同样需要采用自医来弥补医疗的不足。可见，自医是不可缺失的，更不能为临床医疗所替代。

4. 个体化医疗是自医沃土

国际上的医疗模式粗略划分可有两种，一种是群体化治疗，一种是个体化治疗。

（1）群体化治疗善于治流行病

所谓"群体化治疗"，是指将所有患同一种病的患者视为一个等待治疗的群体，根据人们所患疾病的主要临床特征，开出一个协定处方，用规范统一的治疗方案诊断治疗。大多数患者接受规范治疗以后，效果很好，这种方法就叫群体化治疗。这种治疗方案比较适用于流感等流行病、常见病与高发病。

（2）个体化治疗标本兼治

"个体化治疗"充分体现了以人为本的医疗理念，是将每个患者都视为单一的个体。中医临床实践是最典型的个体化医疗，已有上千年的历史。整体观和辨证论治是中医的精髓。个体化诊疗是基于规范基础上的个体化实践，旨在"治病必求于本"。

中医学诊疗最具特色、最能体现个体化治疗的就是辨证论治，其中辨证的过程就是审证、查因、明性、定位的过程，关注发病规律，也重视人体生理病理的变化根源所在，而论治则是权衡利弊、选择标本、遣方用药的过程，才能在治标的同时从中找出人体自身结构上的瑕疵并采取相应的对策，不断弘扬与完善人们的自医理念。

（3）自医理念扎根于祖国医学沃土

祖国医学一直在秉承个体化医疗，最早起源于自医的经验。我们的祖先在与疾病抗争过程中积累了许多经验，有人将这些经验集中起来开始为他人治病，从而产生了自医与求医。祖国医学从开始就与自医结下不解之缘，并且始终立足于针对个体辨证论治。深入甄别每个病人在患病方面与众不同的细微差别，患有同样疾病的两个人由于个体差异而常常开出不同的甚至截然相反的药方。数千年来，自医与医疗一直是相辅相成的，自医的经验丰富着医疗内容，医疗效果指导着自医方法，两者始终并驾齐驱共同发展。由于两者都是秉承个体化医疗方式，也就都能做到客观而准确。这种个体化医疗方式既适用来诊治病人，也适合自医自救，又可以相互借鉴，堪称是人们自医的沃土。

5. 变有害为有益也是自医

在人们的日常生活中，有许多有害健康的行为习惯，这些恶习甚至会促使内脏早衰，诱发内脏疾病。人们需要变有害健康的行为习惯为有益健康的生活方式，比如用力挤压排便会危害人们的生命健康，我们采用健康自然的排便方法来取而代之，变有害为有益，这就是一种自医。摆在人们面前的有害健康的行为习惯很多，如何将有害化为有益，还需要广大朋友们的集思广益。

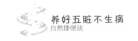

五、"鼓胀力"可能扼杀胸腺并削弱免疫力

许多人羡慕动物们的免疫力，他们喝脏水、吃腐食、睡野地却始终安然无恙，让人类自愧不如。如果将人类与动物相比就会发现，动物的胸腺丰硕，而人类的胸腺微薄，并且一直在逐年萎缩，致使人类的免疫力较动物低下许多。这种现象可能与人们用力挤压排便导致胸腺萎缩不无关系。

（一）T 细胞的摇篮

人类胸腺因不断萎缩而失去应有的功能，成为一个不被人们注意的器官。

1. 免疫器官之母

胸腺位于胸骨柄的后面，纵隔的前方，腺体后面附在心包及大血管前面，由不对称的左、右两叶组成。胸腺具有"免疫中枢""免疫器官之母"的美称，因为胸腺能够对淋巴细胞进行培育加工，主要是形成 T 细胞，在机体免疫机制中起到关键作用。

2. 培育 T 淋巴细胞的场所

胸腺所分泌的胸腺素，能将骨髓淋巴干细胞培育成具有杀灭病原微生物能力的 T 淋巴细胞，即胸腺依赖型细胞，从而赋予机体免疫功能。人体内的这种 T 细胞越多，免疫功能就越强，就可以使人们不生病、少生病，或感染疾病后易于治愈和康复，胸腺也被认为可以抗衰延寿。

3. 被誉为免疫之王

随着医学研究的进展，胸腺逐渐引人注目并成为诸多学者的研究对象，如胸腺与免疫、胸腺与肿瘤、胸腺与衰老等，初步揭开了胸腺的面纱，从而胸腺被医学界誉为人体的"免疫之王"。

（二）胸腺在不断萎缩

1. 逐年萎缩的器官

胸腺在新生儿及幼儿时期较大，为 10 ～ 15 克，性成熟期最大，为 25 ～ 40 克，以后则随着年龄的增长而逐渐萎缩变小，老年人仅有 10 ～ 15 克，

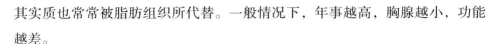

其实质也常常被脂肪组织所代替。一般情况下，年事越高，胸腺越小，功能越差。

2. 比较脆弱的器官

胸腺还是一个易受损害的脆弱器官，无论是强力挤压、持续性的供血不足、急性疾病、肿瘤、大剂量照射，还是大剂量固醇类药物摄入等，都可能导致胸腺的急剧退化，促使胸腺细胞大量死亡，导致胸腺不断萎缩变小。

（三）用力挤压排便可能是扼杀胸腺的罪魁祸首

1. 胸腺面向鼓胀力首当其冲

胸腺的位置是在心脏前面的胸骨之内，每当人们用力挤压排便时，胸腺随着胸廓向下压，心脏则顺着鼓胀力向前顶，正好将胸腺夹在心脏与胸骨的中间，加上肺的强力鼓胀，让胸腺成为鼓胀力两面夹击的垫背，外面是坚硬的胸骨，里面是坚硬的心脏，硬碰硬地强力挤压着胸腺，将胸腺的血液挤榨殆尽，这样的强力挤压也会直接损伤胸腺细胞，促使细胞大量死亡，表现在胸腺逐年萎缩变小。

2. 胸腺萎缩符合排便损伤规律

胸腺是从婴儿时期（约 10 克）到性成熟期发育到最大（约 40 克），之后开始逐渐萎缩，这一点很符合人类用力挤压排便的损伤规律。用力挤压排便对于内脏器官的损伤也是在人们的性成熟期之前比较轻微，从性成熟期开始损伤逐渐增强。因为人类从婴儿时期开始就存在肛部别劲，但由于直肠尚没有受到损伤，排便时肛部阻力较小，从而排便较为顺畅。此时用力较小，鼓胀力也比较轻微，对于胸腺的影响不大。用力挤压排便时会使干硬粪便不断冲击直肠底部，逐渐损伤着直肠结构，直到性成熟期直肠底部开始出现下挫、前凸、变形等损伤态势，致使排便阻力越来越大，促使排便的力度逐渐增强，鼓胀力也随之大幅度提升，持续时间也会较久，对胸腺的损伤也会越来越大，导致胸腺逐渐萎缩变小。人类胸腺逐渐萎缩的过程，很符合用力挤压排便时对人体内脏的损伤规律。

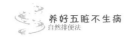
3. 自然排便法有望养护胸腺

采用自然排便法排便时，不仅不会挤压胸腺，反而会让胸腺环境更加宽松，使之供血充足，有益于胸腺的功能与发育，可望提升人体免疫力，防范疾病的发生，减缓衰老的进程。人们只有从幼年起就摒弃用力挤压排便方法，采用自然排便法，才有望养护好胸腺。当然，这只是一个设想，相关效果有待时间来验证，让我们共同拭目以待吧。

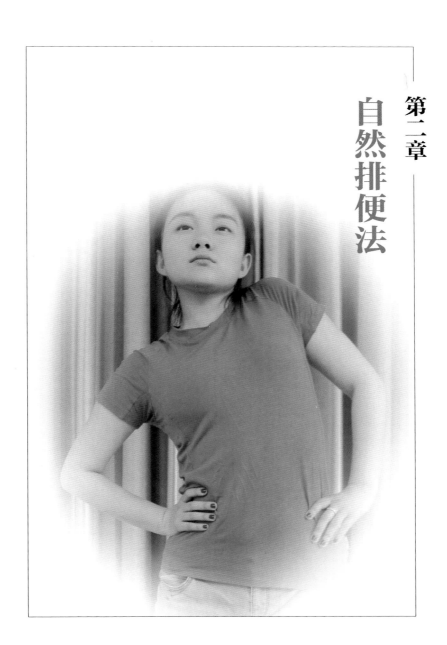

第二章

自然排便法

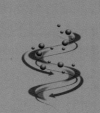

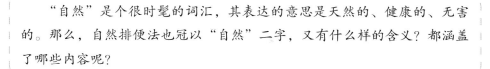

　　"自然"是个很时髦的词汇，其表达的意思是天然的、健康的、无害的。那么，自然排便法也冠以"自然"二字，又有什么样的含义？都涵盖了哪些内容呢？

　　自然排便法，集排便、寻便、催便于一体，可以让人们不仅能在有便意时顺畅排便，还可在没有便意时通过寻求便意的方式来实现排便。整个排便过程中，又是一次全面运动肠道来改善肠循环，维护腹腔内脏健康的保健运动。自然排便法是一种实用的、有益的、健康的、无害的排便方式，可以成为包括青少年在内的广大健康人群呵护内脏健康、提高生活质量、防范内脏疾病、争取实现自然寿命的适用方法。

第一节　排便动力来自膈肌

　　自然排便法是根据消化道平滑肌对机械牵拉刺激较为敏感的特点，采用拔、提等动作牵拉肠道，旨在刺激肠道内在神经丛感觉神经元的传导与反射过程，通过调节肠道的运动和分泌功能，以促进粪便排出，实现自然排便的效果；并通过自然排便法的向上拔提动作，使乙状结肠摆脱盆腔的镶嵌样束缚。因为人类的罐装内脏结构使乙状结肠被镶嵌于盆腔里而呈蜷缩且僵滞状态，使其伸展性受到严格限制而束缚着乙状结肠的生理功能，从而阻碍粪便的移动与排出。自然排便法的拔提动作能将乙状结肠位置向上提升而摆脱盆腔的束缚，彻底改变乙状结肠的"僵滞"状态，使其伸展性得以恢复，从根本上改善了大肠的整体功能，让粪便得以顺畅通过并促进粪便的移动与排出。

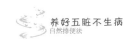

同时，通过向上牵拉肠道，改变直肠与肛管所形成的直-肛曲的屈曲形态，使之延展开来，形成直排通道，克服肛门"别劲"，催促粪便自然排出。而驱动拔提牵拉动作的主要动力则来自膈肌。

一、心口窝部位的动作

> 心口窝里面的"膈"，是人体腹腔之中可以受人们操控，可以用来驱动排便动作的阔肌。我们需要掌握心口窝动作的要领与方法，才能实现自然排便。

我们的膈肌真是个宝，既是驱动呼吸动作的主要动力，也可以是呵护人类内脏健康的马达。

（一）"膈"的重要性

1. 不容小觑的心口窝动作

"心口窝"是指位于心口窝里面膈肌"穹顶"的这个部位。在人体前胸胸骨下端正中线上，有个微微凹陷的地方，俗称"心口窝"。这个心口窝只是一个体表部位，不具备动作条件。我们要说的，是位于胸口（心口窝）后方的"膈肌"。

人们的膈肌，分分秒秒都在为呼吸而不停地动作着。膈肌位于心口窝的里面，是一面硕大的、既扁又薄的阔肌，将人们的胸腔与腹腔严严实实地横隔开来，心、肺在上，其他器官在下，呈穹窿状凸向胸腔。医学名词是"膈"，俗称"膈肌""横膈膜"，膈肌的上升和下降，配合腹肌的收缩是呼吸、排便、说话、咳嗽等动作的主要动力，然而人们在日常生活中基本感觉不到膈肌的存在（图2-1）。

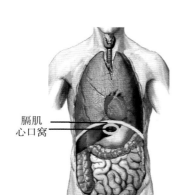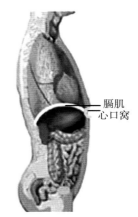

从正面看膈肌就在心口窝上　从侧面看膈肌在心口窝的里面

图 2-1　膈肌的位置

（1）被人们淡忘的膈

膈虽然能够自主运动，却被夹在胸腔与腹腔之间，使其动作受限，又没有开发出更多其他的用途，故很少受到人们的关注。即便是在医学书籍上，也只载有"用于驱动呼吸……"等几行字一带而过——大多数人已经将膈肌淡忘了。

（2）一直都无益于内脏健康的膈

既然是腹腔之中唯一能够自主运动的阔肌，本应可以发挥出更多有益的功效，却因为缺乏连接方式而无法应用，实在是埋没了膈的特长。如果我们把膈比作动力十足的车头，将五脏六腑比作车体，那么车头与车体就基本是断开的，根本无法连接。车头只能独自小范围的活动几下，而车体则是被牢牢地镶嵌在坛子一样的腹腔之内，压抑的状态使车体动弹不得。在日常生活中，车头又频频地向下挤压车体，在进行呼吸、咳嗽、呕吐、排便等动作时，都需要将车头用力向下抵住车体才能实现，使车头成为欺压车体的霸主，让本来就很压抑的五脏六腑更加难过。

2. 心口窝动作时，其实是膈肌在运动

每当人们感觉"心口窝"部位（图 2-2）在运动时，实际上进行动作的一般就是膈肌，比如深呼吸、唱歌、打嗝等动作。

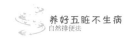
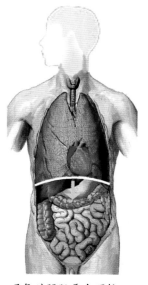
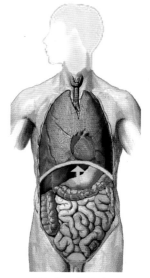

吸气时膈肌要向下拉　　　　呼气时回到原处

图 2-2　膈肌在运动

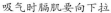

我们将"膈"称作"心口窝"，既体现了膈肌位置，又能概括膈肌的动作，也更方便大家记忆和理解。因此，我们以下就把膈肌的各种动作，均描述为心口窝的动作。换言之，在以下文稿中，凡有言及膈肌的动作时，都写为"心口窝动作"。

（二）膈能"载舟"也能"覆舟"

人类之所以频频罹患疾病，久治不愈，不知不觉衰老，无缘无故短寿，莫名其妙死亡，多与"膈"的使用不当不无关系。

1. 操控与放纵

人类直立行走彻底颠倒了自身的内脏结构，使人们的胸腔在上，腹腔在下，由一面可以自主运动的"膈"将两腔严严实实地横隔开来，形成了典型的"罐装内脏"结构。由于人类这种特殊的内脏结构，使"膈"在人类的生命进程中起到既可以"载舟"，又能够"覆舟"的关键作用，两者的区别仅仅在于是"操控"还是"放纵"。因为罐装内脏结构让膈具备了操控两腔容积比例的特权，并可以任意调整腹腔内脏的压力变化，更能够带动五脏六腑直接运动起来。如果选择"操控"，会起到可以疏通内脏气血、改善脏腑功能、呵护内脏健康、自医内脏疾病的关键功效，堪称是人类体内难得的一件"宝物"。相反，如果选择"放纵"不管，膈就会汇同上体（头、上肢、胸腔等）重量，如同"压缸石"一般将五脏六腑牢牢地压在下面，阻碍内脏供血，引发内脏疾病，促使人们早衰，缩短人类寿命，变成了危害人类生命健康的"怪物"。

2. 宝物与怪物

由于人们淡忘了膈的存在，忽略了膈的功能，让深藏于我们体内的这件"宝物"非但没有"载舟"让它发挥应有的正能量，反而是让它屡屡加害于自身脏腑，频频损伤着自己的内脏健康，甚至一直在"覆舟"不息。直到人们生命的尽头，人们却浑然不知是由于自己缺乏对于膈的认知而使膈成为终身危害自己的"怪物"所致。

（三）频频损伤内脏的膈

"膈"是一面横隔在胸腔与腹腔之间的阔肌。过去，由于缺乏对于膈的客观认知，甚至忽略了膈的存在，一直没有重视膈的自医功能。

1. 可以自主操控的阔肌

膈是人们腹腔之中，唯一可以受人们自主操控的阔肌。比如呼吸时，人们可以随意把握呼吸程度的深与浅，控制呼吸速度的快与慢，掌握呼吸方式的始与停，以及说话、唱歌的速度快慢，音调高低，都是人们自主控制膈肌的效果。

2. 能够调控内脏气血的闸门

"膈"横隔于胸腔的下面，首当其冲地起到压迫腹腔的作用。由于膈是一面能够自主运动的阔肌，使横隔在胸腔与腹腔之间的膈又像是操控腹腔内脏气血的闸门，如果将膈向下压时就关起闸门，促使五脏六腑气血不通。如果将膈向上提升起来就如同打开闸门，能够有效疏通脏腑气血。然而，由于人们忽略了膈的这种"闸门"作用，始终任凭膈向下关起闸门，致使五脏六腑经常供血不足。

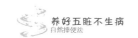
3. 损伤内脏的先锋

过去，由于人们对膈缺乏了解，甚至忽略了膈的存在，使我们不仅没有留意到膈拥有这种独到的自医功效，反而使膈不断地危害内脏健康。诸如久坐时膈会将腹腔压缩得很小，用力排便时甚至竭尽全力地压缩腹腔内脏，运动时常常让膈将内脏收拢，特别是举重、摔跤等运动都会强力压缩腹腔内脏，所形成的鼓胀力会促使内脏处于缺血状态。这种无休止、持续性的压迫，可能严重损伤五脏六腑，而作为内脏主人的我们却毫不知情，始终任凭膈永无休止地压迫腹腔内脏。由此可见，人们的早衰并非"不知不觉"，生病也绝非"无缘无故"，短寿就更不必莫名其妙，而是自身的内脏器官长期受到缺血损伤的必然结果。

4. 腹腔上面的"压缸石"

膈虽然能够自主运动，却一直不被人们看重，使人们淡忘了膈的特长，甚至忽略了它的存在。不仅没有发掘它的积极因素，反而让它汇集胸腔的压力并协同上体的重量，像一块硕大的压缸石一样，时刻将五脏六腑牢牢地压在一个"坛子"形状的腹腔下面，阻碍气血畅通，给人类内脏健康带来诸多负面影响。

（四）功能广泛的膈

1. 驱动呼吸的动力

"膈"是被人们使用最频繁的器官，一直被用作驱动呼吸的动力。当人们吸气时，要将膈向下方拉动，以扩展胸腔容积，使肺内压力低于大气压，让空气进入肺中，从而产生吸气效果。呼气时，只要将膈放松，在强大腹压排挤下，膈很快被向上顶回原处，使空气从肺内排出，来产生呼气效果。它时时刻刻维系着人们的生命，也是人类生命的象征——呼吸一旦停止，生命就不复存在了。而且，人们日常的许多动作都离不开膈的参与，我们只要掌握控制膈肌的要领，就能够随意操控这面阔肌，让它成为人类运动内脏的"马达"。

2. 运动内脏的"马达"

由于膈可以自主动作，我们可以利用它来带动五脏六腑在腹腔里面直接运动起来，以化解因脏器缺血导致的各种内脏功能问题；膈的保健内脏功能不容小觑，是运动内脏气血，改善脏腑循环，促进脏器功能，呵护内脏健康的不二选择。只要应用得当，有望取得事半功倍的内脏养生功效。

3. 改善内脏供血的动力

膈的位置居中，上面是胸腔，下面是腹腔与盆腔。运动膈肌，可以上承胸腔，中启腹腔，下达盆腔，带动五脏六腑全方位运动起来，使腹腔各个部位的压力不断变化着。而血液的性质与其他液体一样，都对压力变化比较敏感，膈肌的各种动作，具有改变腹腔压力的效果，能够直接操控内脏血液的流通方式和动向。血液的流通，可望使内脏细胞供血得以明显改善，有助于提升脏腑功能，有益于促进内脏健康。

4. 促进脏腑功能的助手

采用相关的部位动作，通过特定的动作方式，可能激起脏器细胞的兴奋与传导过程，或者促进内容物的移动与排空过程，从而改善并促进脏腑的生理功能，使五脏六腑生命旺盛。

我们可以采用膈的相关动作，通过不同的作用渠道，可望从生理反应与动作促进几个方面，来影响腹腔内脏功能。比如，相关动作可能激发脏腑神经细胞的兴奋与传导效应，用以促进与改善脏器之生理功能。或者利用人们的平滑肌对于机械牵拉较为敏感的生理特性，通过膈肌的机械牵拉，来促进肠管平滑肌的生理功能，增强肠管蠕动，促使胃肠内容物（食糜、消化液、粪便等）加速移动，以补充生理功能之不足，实现直接改善与促进脏腑生理功能的效果。

综上所述，膈真是个神奇的器官。如果放纵它，它就会成为腹腔之中的一害，可能时刻危害内脏健康。如果操控它，它就是一件神奇的法宝，可以给人类的生命健康带来丰厚无比的正能量。

二、自然排便需要膈来驱动

肠道辗转起伏与肛门"别劲"，给人类排便设置了一定的阻碍。遇到有干

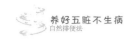

硬粪便难以排出的时候，需要有一种相应的动力介入，以克服来自肛管部位的阻力，才能将粪便排出。而人类腹腔之中可受我们调控的动力来源，就有心口窝（膈），人类传统的排便方法，就是驱动心口窝用力向下挤压的方式。

采用自然排便法同样需要借助来自心口窝的动力来实现排便过程，但不是向下挤压，而是向上拔提。这种拔提动作，不仅可以将粪便排出，还避免了挤压的危害，更可改善肠道供血，促进肠道功能，有益于胃肠健康。

（一）将心口窝拢住才好运动

排便动作要领是：拢住心口窝，提升肠道。

1. 为什么要拢住心口窝

人类的腹腔，就像是一个不规则的坛子。堆积在腹腔里面的内脏器官，堆在一起相互挤压，几乎是被"镶嵌"在这个不规则的坛子之中的。内脏被牢牢地压在腹腔里面，不具备运动起来的条件，无法移动。要想摆脱这种蜷缩坛中难以运动的窘境，只有将内脏向上提升起来。摆脱压抑状态的束缚，才有动作的空间。

拢住心口窝的目的有二：

（1）让内脏器官能够具备运动起来的条件

人类只有拢住心口窝，将内脏提升起来，让内脏器官有动作起来的空间，具备了运动起来的条件，才能跟随心口窝的动作运动起来。

（2）牵一发而动全身

拢住心口窝的目的就是要牢牢地控制膈肌。因为人类要将自己的五脏六腑直接运动起来，就必须在膈肌的穹顶部位形成一个"抓手"，让人们将膈肌牢牢地抓住，由心口窝来控制膈肌，使之可以随心所欲地驱动膈肌，就能够带动起五脏六腑在腹腔里面准确无误地运动起来，形成牵一发而动全身之势。这样做使人们能够用心口窝来有效地控制住膈肌，以便全面准确地操控膈肌的一举一动，从而借助膈肌的动力将五脏六腑在腹腔里面运动起来。

因此，书中列举的各个动作中，需要先拢住心口窝之后再进行各种动作，直到运动结束。

2. 怎样拢住心口窝

拢住心口窝的要领就是将心口窝向里面收拢住。方法很简单，就是挺胸，以腹肌配合将心口窝向内收拢，如同用三个手指从左、右、下三个方向捏住膈肌的穹顶，将其捏拢不放，以便让心口窝能够操控膈肌的一切动作（图2-3）。

自我感觉是：心口窝的里面被聚拢了起来，已经形成一个可以操控膈肌的"抓手"，腹腔里面的内脏也有所提升。放松心口窝时，腹腔内脏随即有下落、还原感觉明显。下面请大家实际体验一下：把心口窝拢住，还原，再拢住，还原。

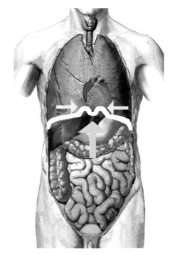

腹肌向上提，心口窝向内聚拢

图2-3　拢住心口窝示意图

扫码看视频

怎样拢住心口窝

拢住心口窝是个非常重要的基础动作，务必准确把握，在做每个运动内脏的动作时，都需要将心口窝拢住，使之形成拳头一般的合力，才能带动内脏共同运动，并需要在运动中始终拢住心口窝。在此请大家一起体验一下运动内脏的感觉，首先拢住心口窝，沿着胸口向右抻，可以感觉心口窝里面的膈肌已经被抻到右侧了。沿着胸口向左抻，可以感觉已经抻到左侧了。向上拔，拔到顶，再向上举，有心口窝顶住了咽喉的感觉。向下落，落到底，再将髋部向两侧展开，可以有落到会阴部的感觉。您如果能做到，说明您掌握了拢住心口窝的动作。如果做不到，就请多练习几遍。（注：此动作在我的其他书籍里称作"端起心口窝"或者"聚拢内合"，现统一改为"拢住心口窝"。）

请大家不要小看拢住心口窝这个小小的动作，它可是让人们能够做到充分利用膈肌的动力来疏通内脏气血、改善脏腑功能的一把金钥匙，要想把内脏运动起来，做到自医与调养各种内脏疾病，全靠这把钥匙才能开启。拢住

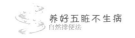
心口窝这个动作要有始有终，要从运动开始一直坚持到整个运动结束。

3. "内合"感觉

当人们能够熟练掌握拢住心口窝的动作之后，就可以在拢住心口窝时，感觉到在心口窝里面的聚拢之处有一个可供人们操控的聚拢点，我们称其为"内合"。每当心口窝引导膈肌运动时，这个内合都会分毫不差地跟随着动作。它不仅是操控膈肌动作的感觉，也标志着运动的轨迹，更可以接受人们的操控。大家不妨试着直接操控这个内合，动作起来就能更加得心应手。

内合是一种真实的感觉而不是臆想，每当人们拢住心口窝时内合就会出现，放松时内合就消失，并且可以由腹肌直接操控，也不必选定部位就能够直接到各个部位随意运动。

4. 将肠道动起来

心口窝的位置居中，上承胸腔，下接腹腔，与五脏六腑紧密相连。在上下左右随意动作的时候，可以同时带动肠道一起运动起来。在动作时拍摄的X光片（图2-4）中可以看出，每当心口窝向上拔提时，会使腹腔肠道向上提升，可以让相关肠曲延展，促使粪便自然排出。每当左右抻牵时，腹腔内脏随之左右移动，能够促使乙状结肠等肠曲形态随之延展与变化，有望促进粪便移动与排出。

扫码看视频

人类内脏可以直接运动起来

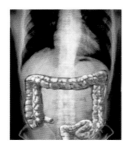 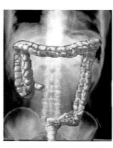 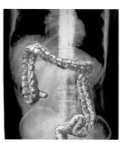 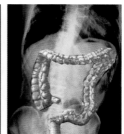

静止时的大肠状态　上拔时的大肠状态　向右摆时的大肠状态　向左摆时的大肠状态

图2-4　将肠道动起来（拔提直肠区）

（二）腹部动作位置的选定

在自然排便法中，不同的用途常常需要变换不同的动作部位。读者朋友们可以参照图2-5中表示的位置，选择所需要的动作部位。

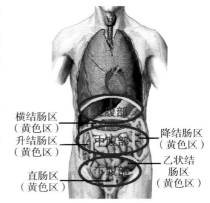

横结肠区（黄色区）　腹部
升结肠区（黄色区）　中腹部　降结肠区（黄色区）
直肠区（黄色区）　下腹部　乙状结肠区（黄色区）

腹部分区用蓝色表示
大肠分区用黄色表示
图2-5　大肠位置示意图

当我们拢住心口窝之后，就可以操纵腹腔肠道向四面八方随意移动。大家可以体验一下：拢住心口窝，向上、向下、向左、向右、向前、向后，动作都可以灵活自如，便于选定动作部位。

选位时，只要移动心口窝到指定位置，就完成了选位。常用部位选定方法如下（定位采用中医的骨度分寸法）：

1. 上腹、中腹、下腹选位方法（图2-6）

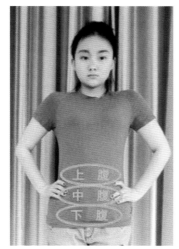

上　腹
中　腹
下　腹

上腹：上与胸口持平，下至脐上2寸。
中腹：上起脐上2寸，下至脐下2寸。
下腹：上起脐下2寸，下至耻骨以上。
图2-6　上腹、中腹、下腹位置示意图

（1）上腹部的选定方法（图2-7）

【位置】上起与胸口持平的部位，下至脐中以上2寸的腹部。

【选定方法】拢住心口窝，微微移到胸口下，就是上腹部。

（2）中腹部的选定方法（图2-8）

【位置】上起脐上2寸，下至脐下2寸，以脐部为中心的腹部。

【选定方法】拢住心口窝，向下移到脐部，就是中腹部。

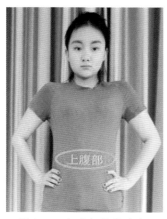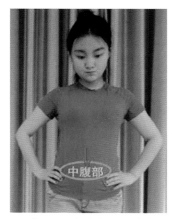

图2-7　上腹部位置选定　　　　图2-8　中腹部位置选定

（3）下腹部的选定方法（图2-9）

【位置】上起脐下2寸，下至耻骨之上，以中极穴（脐中下4寸）为中心的部位。

【选定方法】拢住心口窝，向下移到中极穴处，就是下腹部。

2. 升结肠区的选定方法（图2-10）

【位置】升结肠区位于脐中向右2寸，是上下垂直走向的长条区。下起回盲部，上到肝区下。

【选定方法】拢住心口窝，向下移至脐部，再向右摆，就是升结肠区。

3. 横结肠区的选定方法（图2-11）

【位置】横结肠区横于胸口下方，是左右走向的横向长条区。右起肝区下方，左到脾区下方。

【选定方法】拢住心口窝，微微下移，两肋下缘向两侧展开一点，就是横结肠区。

4. 降结肠区的选定方法（图 2-12）

【位置】降结肠区位于脐中向左 2 寸，是上下垂直走向的长条区。上起脾区下部，下到与中极穴持平的左下腹部。

【选定方法】拢住心口窝，向下移至脐部，再向左摆，就是降结肠区。

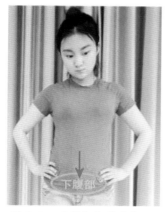
图 2-9　下腹部位置选定

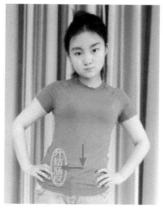
图 2-10　升结肠区位置选定

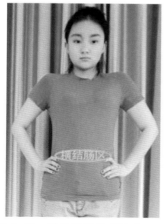
图 2-11　横结肠区位置选定

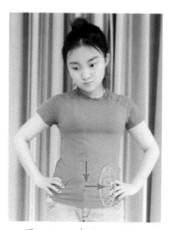
图 2-12　降结肠区位置选定

5. 乙状结肠区的选定方法（图 2-13）

【位置】乙状结肠区位于左下腹部，左起降结肠下端，右到正中线。

【选定方法】拢住心口窝，向下移至下腹部，再微微左摆，就是乙状结肠区。

6. 直肠区的选定方法（图 2-14）

【位置】直肠区位于后骶部，肛门上方（上起第 3 骶椎前方，沿骶骨、尾骨前面下行穿过盆膈下接肛管，长 10 ～ 14cm）。

【选定方法】拢住心口窝，下移至下腹部（中极穴），再向后靠，就是直肠区。

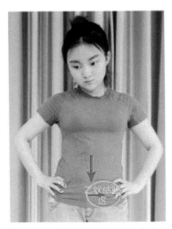　　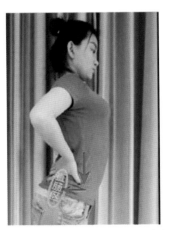

图 2-13　乙状结肠区位置选定　　　　图 2-14　直肠区位置选定

7. 练习

部位的选定方法需要熟练掌握，请大家按照以上选位方法，多练习几遍。

（1）选上腹：拢住心口窝，微微移到胸口下方，原地左右摆动几下试试（摆上腹）。

（2）选中腹：拢住心口窝，向下移到脐部，原地前后动作几下试试（溜中腹）。

（3）选下腹：拢住心口窝，向下移到中极穴处，原地左右摆动几下试试（摆下腹）。

（4）选升结肠区：拢住心口窝，向下移至脐部，再向右摆，原地上下动作几下试试（串升结肠区）。

（5）选降结肠区：拢住心口窝，向下移至脐部，再向左摆，原地上下动作几下试试（串降结肠区）。

（6）选乙状结肠区：拢住心口窝，向下移至下腹部，再微微左摆，原地左右摆动几下试试（摆乙状结肠区）。

（7）选直肠区：拢住心口窝，下移至下腹部，再向后靠，原地左右摆动几下试试（摆直肠区）。

（三）动作时各部位的协调与配合

诸多排便动作，都需要各个相关部位的密切配合，才能让每个动作有力度、有效果，做到既完美又扎实。

能够有效配合心口窝运动的部位，主要包括胸廓、腰椎、腹肌、双肩以及髋部等。

1. 胸廓与腹肌可以配合上下左右动作

膈肌位于胸廓下方，胸廓的一举一动，都直接影响膈肌的动作位置与动作方向。诸多排便动作，特别是拔提与抻牵动作，都离不开胸廓的操控与腹肌的配合，比如"左右抻拔""拔提直肠区"等。

膈肌的诸多动作，都离不开腹肌的配合，腹肌可以让心口窝动作灵活自如，两者常常"捆绑"在一起，共同实现动作目标。因此，大家在运动内脏器官的时候，不要忘了腹肌的配合。

2. 腰椎与腹肌主要配合前后、左右的动作

腰椎无论是挺直、弯曲、前后左右移动，都可以调整心口窝的动作位置与动作方向。腹肌就像是"增援部队"一样，随时能来帮助操作各个动作。腹肌可以帮助心口窝增强动作力度，提升动作效果。腰椎与腹肌联合时，则主要配合中腹部的各种动作。

3. 髋部与腹肌常配合下腹部与盆腔动作

髋部是指臀部左右两侧，股骨头与两侧髋骨连接的部位（髋关节），可以

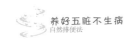
影响盆腔与下腹的各种动作。左右髋部的同步动作与异步动作，会产生不同的动作效果。

胸廓、腹肌、腰椎与髋部，都是心口窝运动最关键的配合部位，务必熟练掌握、准确应用。

4. 呼吸配合最关键

运动内脏的主要目的之一，就是向内脏细胞输送充足的氧气，以保障内脏细胞的正常代谢活动，发挥其应有的生理功能。所以，呼吸配合是内脏运动的关键，一定要把动作与呼吸密切结合起来，动作时切不可憋气。而且，排便时是配合呼吸还是屏住呼吸，也是"自然排便"与"用力挤压式排便"两种方法之间的本质区别。

呼吸配合的要领是边动作、边呼吸。规律如下：

（1）前后方向运动时：向后动作时呼气，向前动作时吸气。

（2）左右方向运动时：向右动作时呼气，向左动作时吸气。

（3）上下方向运动时：向上动作时呼气，向下动作时吸气。

（4）单方向动作的配合：动作时呼气，还原时吸气。

5. 怎样配合

怎样配合？这个问题看起来很复杂，实际上做起来很简单。配合的方法就是顺其自然。只要掌握要领，多加练习，需要的时候，相关部位都能自然而然地配合起来。

三、"负压力"是养好五脏之本

我们大家都想要养好五脏，不妨试一下负压力给人类内脏健康带来的正能量。

人体内的内脏，可能一生都处于极其压抑的状态之下，默默地承受着"压迫"，却还是尽职尽责地支撑着人们的生命活动。但内脏是多么希望能够摆脱压抑的环境，一展宏图啊！

1. 负压力给内脏带来正能量

直立行走让人类的胸腔压迫着自己的腹腔，使腹腔内脏一生都处于极其压抑的环境之中。"罐装内脏"的结构严重影响着内脏气血的运行，用力挤压排便时所形成的"鼓胀力"更是火上浇油，使五脏六腑气血不够通畅，导致内脏健康状态每况愈下。

"负压力"是指通过相关动作将五脏六腑向上持续提升时，可使腹压骤减，所形成的持续性负压能让内脏器官的容积得到充分扩展，促使动脉之中的新鲜血液大量涌入脏腑。每当人们拢住心口窝，展开胸廓并撑起胸口时，使腹腔容积空间骤然增大到较大限度，形成"腹腔负压"，给内脏器官营造出一个难得的"超宽松"的生理环境。这种负压对于人类的脏腑健康具有极其重要的意义。

2. 引入大量新鲜血液

腹腔容积扩展所形成的负压状态，驱使五脏六腑纷纷扩展自己的容积，毛细血管得以充分舒展，微循环得到全面改善。动作促使动脉新鲜血液大量涌入内脏，去"填补"骤然变大的空间，让富含生命必需物质的新鲜血液充盈五脏六腑。

3. 提升机体免疫力

人体的免疫力是指处理衰老、损伤、死亡、变性的自身细胞以及识别和处理体内突变细胞和病毒感染细胞的能力。如果忽视腹腔内压抑的环境而经常使脏腑供血不足，免疫力就难免会低下。各种拔抻动作使腹腔有效空间骤然增大，所产生的负压力能够将大量新鲜血液引入内脏，这类动作能化解内脏缺血的危机，拯救内脏的休眠细胞，改善脏器的生理功能，提升脏腑免疫力，预防内脏疾病，呵护内脏健康。

4. 养好五脏需要负压力

五脏六腑的根本需求是得到充足血液的濡养，而影响内脏循环的因素之一就是腹腔内压抑的环境状态。人们要养好五脏，关键也在于化解腹腔内环境中压抑的状态，将内脏从持续性的压迫之中解放出来，让五脏六腑气血通畅，以满足脏腑的根本需求。自然排便法的诸多动作都能够让腹腔之中呈现负压力的

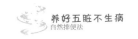
状态，不仅能从根本上缓解内脏压抑的状态，也有望让人们从根源上摆脱某些内脏疾病的困扰，成为人们养好五脏与自医自救不可或缺的方法之一。

第二节　运动肠道的方法和技巧

无论是想要呵护脏腑健康，还是想要自然排便，都必须依靠运动肠道来实现。运动肠道的动作，可分为"快动作"与"慢动作"。快动作包括"三个基本快动作"与"衍生快动作"；慢动作包括"三个基本慢动作"与"慢中有快动作"（在慢动作的持续过程中加入快动作）。这些都是"自然排便法"的核心内容，需要牢牢掌握。

> "自然排便法"是用拔、提、抻、牵等相关动作，通过提升和延展肠道，使之所产生的机械性刺激与肠道状态变化的内在条件相互配合，促使粪便加速移动后自然排出的方法。

本书会列举很多可以用来驱动自然排便的方法，需要分类阐述。按照排便动作的方式，分为"运动排便方法"与"操作排便方法"两种；按照动作目的，分为排便、寻便与催便；按照具体应用，分为正常排便、无便意排便和塞便排便。

一、动作排便方法

（一）运动肠道促进排便

1.利用消化道平滑肌特性

我们已经知道，消化道平滑肌对电刺激的敏感度较低，但对机械牵拉、温度变化和化学性刺激较为敏感。其中的"对机械牵拉刺激较为敏感"一则，对于运动排便方法具有指导意义。人们采用拔提动作所产生的机械性刺激，可能产生"拔提反射效果"与"拔提势态效果"两种预期效果。

2. 拔提反射效果

所谓"拔提反射效果"（图2-15），是指自然排便法通过拔提等相关动作，将腹腔内脏向上提升，使之产生向上牵拉肠道的机械性刺激，有望引发肠道神经系统的相关反射，促使肠道平滑肌蠕动增强，甚至引发结肠的集团蠕动效果，加快粪便在肠道之中的移动速度，有益于增强排便动力，促进肠液分泌，利于粪便顺利排出。

3. 拔提势态效果

所谓"拔提势态效果"（图2-16），是指通过拔提动作将大肠向上提升起来，掀动肠管以改变乙状结肠阻碍粪便运行的势态。通过延展肠道，疏通肠曲，使乙状结肠、直肠、肛管形成一条直排通道，促使粪便自然排出。

4. 动作时要撑起直肠区

动作排便的要领是向上提拔直肠，所以很关键的一个预备动作就是撑起直肠区，并沿着直肠区向上拔抻，才能使直肠提升的动作达到最佳效果。

撑起直肠区的方法是：沿着直肠区向上撑起来，就像在直肠上撑开一把小伞（图2-17）。

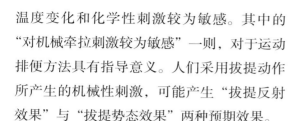

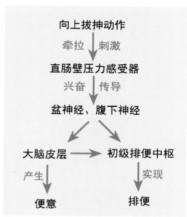

图 2-15　拔提反射效果示意图

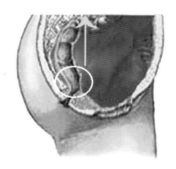

图 2-16　拔提势态效果示意图

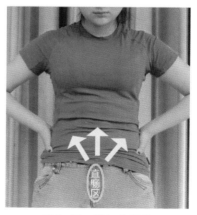

图 2-17　撑起直肠区

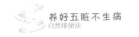

（二）常用的排便动作

"内脏运动保健法"的绝大部分动作都可以影响肠道的形态变化，可以用于排便的动作很多。"自然排便法"之中，以拔提、抻牵等慢动作为例，简介如下。

1. 拔提直肠区排便法

该排便法是最直接、最简单的排便方法之一，适合学生、青壮年、儿童与轻度便秘患者等广大人群使用。

【动作要领】以双肩、腰椎与腹肌配合心口窝，由两侧的肩胛协同心口窝沿骶部（直肠区后）垂直向上拔提，两臂撑腿为肩胛助力，双肩上耸配合，将直肠区向上提起，形成直排通道。

【排便方法】拢住心口窝，腰背挺直，双手撑膝，双肩肩胛、腰椎、腹肌与腰肌协助心口窝，沿骶部直肠区向上拔提（图2-18）。可同时用双臂撑腿助力，以增强腰骶上拔力度。持续拔提5～8秒钟（视排便需要可适当增减），将粪便排出。动作可以反复进行，呼吸要自然。

【排便原理】提升肠道，延展直–肛曲角度，形成直排通道，促进粪便排出。两侧肩胛位置靠后，是协助膈肌拔提直肠区的最佳部位。

【保健作用】此法使腹腔有效空间骤然增大，形成胸、腹、盆三腔持续进入"负压"状态。其重点意义在于给心、肺、肝、肾、脾等内脏器官营造出一个难得的舒展、宽松的生理环境。此时腹腔内形成负压，驱使五脏六腑纷纷扩展自己的容积，微循环得到全面改善，毛细血管得以充分扩张，动脉中的新鲜血液大量涌入内脏，直接滋养五脏六腑，有利于唤醒内脏中的休眠细胞，呵护内脏健康，提升免疫力。

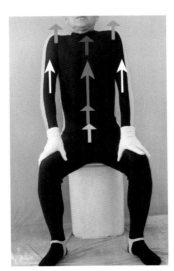

图2-18　拔提直肠区

【操作提示】①如果感到排便动力不足，可以同时采用"交替扭髋"加力（动作详见第65页）与"左右抻腹"加力（动作详见第71页），可以左右交替进行操作。②如发现有"塞便"的迹象，立即采用"拨秘点双侧同步旋动法"（动作详见第 80 页）配合以助排便。

2. 抻拔左下腹排便法

【动作要领】以腰椎、左肩、左肋、腰肌与腹肌配合心口窝，沿下腹向左抻，沿左肋持续向上拔提腰骶（直肠区）。动作时，务必将腰椎挺直，才能将骶部的向上拔提动作做到位。动作持续的时间，可视排便需要而适当延长。

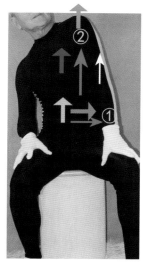

【排便方法】拢住心口窝，挺胸坐直。由左肋配合腰椎，沿脐部向左持续抻牵，同时左肩、胸廓、腹肌与腰肌共同配合心口窝，沿左肋向上持续拔提直肠区（图 2-19），要尽量拔提到极限处。两个动作同时用力，骶部尽量上提，并持续 5 ～ 8 秒钟。动作时呼吸要自然，可以根据排便需要反复进行动作。

【排便原理】抻左下腹动作，可以延展乙状结肠，促使粪便从乙状结肠移动进入直肠，并推动粪

图 2-19 抻拔左下腹

便向下移动。向上拔提动作，可以改变直 - 肛曲角度，形成直排通道，让粪便自然排出。这种抻拔组合动作，既能催便，又能排便，通常可以加快排便速度，促使"二次排便"一次完成。

【保健作用】通过纵向拔提与横向抻牵腹腔，使腹腔容积空间骤然增大到较大限度，形成"腹腔负压"，给内脏器官营造出一个难得的"超宽松"的生理环境。所形成的负压状态，驱使五脏六腑纷纷扩展自己的容积，毛细血管得以充分舒展，微循环得到全面改善。动作促使动脉新鲜血液大量涌入内脏，去"填补"骤然变大的空间，让富含生命必需物质的新鲜血液充盈五脏六腑。内脏细胞供血的改善，为休眠细胞转化为正常细胞创造了最有利的条件。该组合有益于消除久坐带来的危害，改善脏器生理功能，提升脏腑的免疫力，收获良好的内脏保健功效。

【操作提示】①感到动力不足时，可以采用两种方法给动作加力：右扭髋

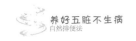
助力（动作详见第 71 页）、撑左肩助力（动作详见第 69 页）。②一旦发现有"塞便"的迹象，立即采用右手"拨秘点单侧旋动法"（动作详见第 80 页）配合，完成排便。

3. 抻拔右下腹排便法

与"抻拔左下腹"的方法与原理相同，只是方向相反。动作是沿右下腹向右持续抻牵，同时将骶部直肠区向上拔提（图 2-20），引导粪便移动与排出。

【操作提示】①排便时，抻拔左下腹与抻拔右下腹两个动作可交替进行。比如做抻拔左下腹两次，再做抻拔右下腹两次，反复交替操作，帮助完成排便活动。②加力方法：左扭髋助力（动作详见第 71 页）、撑右肩助力（动作详见第 69 页）。③一旦发现有"塞便"的迹象，立即采用左手"拨秘点单侧旋动法"（动作详见第 80 页）配合，完成排便。

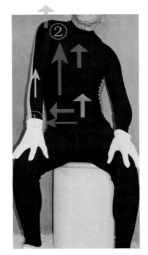

图 2-20　抻拔右下腹

4. 右扭髋左抻拔排便法

此法是将向右前方扭髋、向左后方抻牵、向上拔提这三个动作同时进行的排便方法。

【动作要领】以腰椎、两髋负责进行向右扭髋，左肋与腰椎负责向左抻腹，双肩、两肋、腰肌与腹肌配合心口窝，沿骶部向上拔提，三个动作同时进行。

【排便方法】①拢住心口窝，腰部挺直，右膝向前伸，左膝向后收，使髋部右扭，接着腰椎向右转动，带动骶部右转，下腹向后收纳到底（图 2-21）。②由左肋配合腰椎尽量向左后方持续抻牵到底。③左肩上耸，胸廓上举，腰椎向上

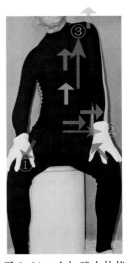

图 2-21　右扭髋左抻拔

提，腹肌向上顶，配合心口窝沿骶部（直肠区后面的骶骨部位）持续向上拔提，右臂撑膝以助力。以上三个动作同时持续进行，操作 5～8 秒钟，动作时呼吸要自然。

【排便原理】①扭髋可使直 - 肛曲改变形态，角度有所扭转，便于开启直排通道，促进粪便排出。②持续后纳，将动作区域向后集中，有助于提升拔提力度，可促使肠曲延展，以促进粪便移动。③持续向上拔提，可将直 - 肛曲向上提升与拉伸，让角度进一步变缓，减轻"肛门别劲"，形成直排通道，让粪便自然排出。

【保健作用】①"扭髋"可以改变盆腔与会阴部的状态，有益于改善包括直肠、尿道、前列腺、膀胱、卵巢、子宫、阴道等部位供血。②拔提动作，可以使心脏、肺、胃、脾、胰、肠道、肾脏等器官的容积得到充分的扩展，全面加快血液循环。

【操作提示】①双膝的前伸与后收，动作要到位。下腹向后要收到底，左肩上提与拔提骶部都要达到尽头处，以将扭转的直 - 肛曲上提到最大限度。动作可以反复进行，也可与"左扭髋右抻拔"左右交替进行。②如果感到排便动力不足，可以同时采用"拔提直肠区"动作助力（动作详见第 56 页）。③如发现有"塞便"的迹象，立即采用"左拨秘点单侧旋动法"（动作详见第 80 页）配合，完成排便。

5. 左扭髋右抻拔排便法

此法与"右扭髋左抻拔"动作相同，方向相反（图 2-22）。自行练习即可。

如果感到排便动力不足，可以同时采用"拔提直肠区"助力（动作详见第 56 页）。

6. 拔努直肠区排便法

此法为"拔提直肠区"动作加上沿下腹向前"努"的动作。

【动作要领】以双肩、腰椎与胸廓配合心口窝，沿直肠区垂直向上拔提，双肩上耸配合，持续将直

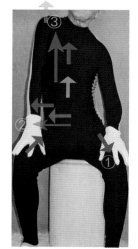

图 2-22　左扭髋右抻拔

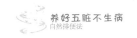

肠区向上提起，同时以腰椎配合腹肌沿脐部向前努出。

【排便方法】拢住心口窝，撑起直肠区，腰背挺直，双手撑膝，双肩胛、胸廓协助心口窝，沿骶部向上拔提到顶（图2-23）并持续一段时间，同时腹肌与腰椎沿脐前努。可同时用双臂撑腿助力，以增强上拔力度。持续拔努5～8秒钟（视排便需要可适当增减），将粪便排出。动作可以反复进行，呼吸要自然。

【排便原理】提升肠道，延展直-肛曲角度，形成直排通道，增强排便力度，促进粪便排出。

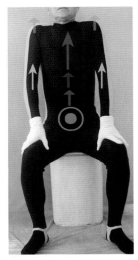

图2-23 拔努直肠区

【保健作用】动作可使腹腔有效空间骤然增大，胸、腹、盆三腔持续进入"负压"的状态。其重要意义在于，可以给包括肝、心、脾、肺、肾在内的所有内脏器官，营造出一个难得的舒展、宽松的生理环境。此时腹腔内形成负压，驱使五脏六腑纷纷扩展自己的容积，微循环得到全面改善，毛细血管得以充分扩张，动脉中的新鲜血液大量涌入内脏，直接滋养五脏六腑，有利于唤醒内脏中的休眠细胞，呵护内脏健康，提升免疫力。

【操作提示】①如果感到排便动力不足，可采用"交替扭髋"（动作详见第65页）加力，或"左右抻腹"（动作详见第71页）助力。②如发现有"塞便"的迹象，立即采用"拨秘点双侧同步旋动法"（动作详见第80页）配合，完成排便。

7. 左右拔抻努排便法

此法是在持续上拔状态下，将下腹分别向右、向左交替持续抻牵的状态下，加之以前努的动作。

【动作要领】抻、拔、努，是三个向不同方向同时进行的动作，分清驱动部位是关键。只有将三个动作的动作部位都分清，才能做到三个动作同时进行。动作时，胸廓与双肩主要负责向上持续拔提，腰椎主要协助心口窝向右抻牵与向左抻牵，腹肌主要负责前努。

【**排便方法**】拢住心口窝，撑起直肠区，腰背向上挺直。具体操作为：①双肩协助胸廓，沿骶部向上持续拔提（图2-24）。②腰椎协助心口窝，沿下腹向右持续抻牵。③由腰椎配合腹肌驱动，沿右下腹向前努出，并将动作持续5～8秒钟，同时吸气。④在保持持续向上拔提的状态下，再按照前三步的方法向左侧抻与努，方法相同、方向相反，沿下腹向左持续拔抻努5～8秒钟，同时呼气。如此左右交替，将粪便排出。

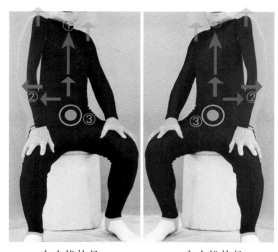

向右拔抻努　　　　　　向左拔抻努

图2-24　左右拔抻努

【**排便原理**】采用拔抻动作来提升肠道，以延展直-肛曲角度并影响乙状结肠形态，前努可使大肠整体前移，促使粪便快速移动与排出。

【**保健作用**】拔提、抻牵与前努三个扩展腹腔的动作叠加在一起，沿着三个不同方向同时扩展开来，可使腹腔有效空间骤然增大，胸、腹、盆三腔持续进入"负压"的状态。其重要意义在于，可以给包括肝、心、脾、肺、肾在内的所有内脏器官，营造出一个难得的舒展、宽松的生理环境。此时腹腔内形成负压，驱使五脏六腑纷纷扩展自己的容积，微循环得到全面改善，毛细血管得以充分扩张，动脉中的新鲜血液大量涌入内脏，直接滋养五脏六腑。

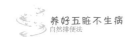

尤其是配合沿下腹向前努的动作，对于泌尿生殖系统以及盆腔内脏器具有良好的保健作用，有利于唤醒内脏中的休眠细胞，呵护内脏健康，提升免疫力。

【操作提示】①本动作为寻便与排便两用动作，可在寻便时使用，在寻便成功后可继续应用本动作进行排便。②如果感到排便动力不足，可以采用"交替扭髋"加力（动作详见第 65 页）。③如发现有"塞便"的迹象，立即采用"拨秘点双侧同步旋动法"（动作详见第 80 页）配合，完成排便。

8. 右扭髋抻纳排便法

【动作要领】以腰椎、两髋、右肩、右肋与腹肌配合心口窝，进行扭髋、纳腹的动作，并沿下腹向左抻牵，以牵动直肠与乙状结肠，促进排便。

【排便方法】①拢住心口窝，腰部挺直，右膝向前伸，左膝向后收，使髋部右扭（图 2-25）。②腰椎随着扭髋右转，并将下腹持续向后收纳。③在持续扭髋后纳状态下，腰椎、左肋与腹肌共同配合心口窝，沿下腹向左持续抻牵 5 ~ 8 秒钟，动作时呼吸要自然。动作持续的时间长短，可视排便需要而变化。

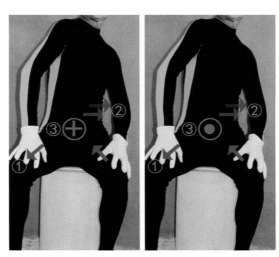

向后收纳　　　　　　　　　向前努出

说明：纵向（前后）动作用箭锋符号与箭尾符号表示。箭锋符号◉代表从后向前的动作，箭尾符号⊕代表从前向后的动作。

图 2-25　右扭髋抻纳

【排便原理】①扭髋改变肛管形态，利于粪便排出。②下腹持续抻纳，影响直－肛曲角度。③前后交替努纳变换肠道形态，便于粪便自然排出。

【保健作用】持续性的抻纳动作，使内脏器官向左延展，可改善下腹部脏器的血液循环，加强脏腑生理功能，促进便秘康复。

【操作提示】①扭髋动作要到位，下腹向后要收到底，抻牵动作要达到尽头处，以加速粪便移动与排出。动作可以反复进行，也可与"左扭髋抻纳"左右交替进行。②如果感到排便动力不足，可以同时采用"向右搬腿"助力（动作详见第 70 页）。③如发现有"塞便"的迹象，立即采用"拨秘点双侧同步旋动法"（动作详见第 80 页）配合，完成排便。

9. 左扭髋抻纳排便法

此动作与"右扭髋抻纳"动作相同，方向相反（图 2-26）。自行练习即可。

如果感到排便动力不足，可以同时采用"向左搬腿"助力（动作详见第 70 页）。

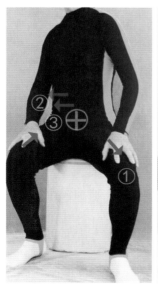
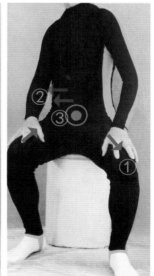

向后收纳　　　　　　　　　向前努出

图 2-26　左扭髋抻纳

10. 拔提左肩排便法

该方法是最基础的自然排便法，"拔提左肩"与"抻拔左下腹"的原理相似，只是操作更简单一些，比较适合不能拢住心口窝的中老年人。

【动作要领】以胸廓、左肩、腰椎、腰肌与腹肌配合心口窝，左肩上拔到顶，右肋向左收到底，以尽量拔提骶部，将直肠区向上提升。

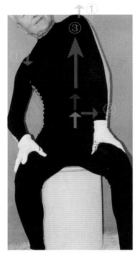

图 2-27　拔提左肩

【排便方法】腰椎挺直，将左肩向上提，右肩尽量下沉，形成左肩高、右肩低的姿态（图2-27），以腰椎为主导，将右肋缘向左顶到底，左肩、左胸、腹肌共同配合心口窝，沿直肠区尽量向上拔提，要拔提到极限处，持续拔提 5～8 秒钟，动作时呼吸要自然。

【保健作用】请参照"抻拔左下腹"相关内容。

【操作提示】①右肋尽量向左顶，要顶到底；左肩要上拔到顶；骶部要尽量上提。动作可反复进行，或与"拔提右肩"交替进行。②如果感到排便动力不足，可采用右扭髋助力（动作详见第 71 页）与撑左肩助力（动作详见第 69 页）。③如发现有"塞便"的迹象，立即采用右侧"拨秘点单侧旋动法"（动作详见第 80 页）配合，完成排便。

11. 拔提右肩排便法

该方法同样也是最基础的自然排便方法，与"抻拔右下腹"的动作原理相似。

【动作要领】以胸廓、右肩、腰椎、腰肌与腹肌配合心口窝，右肩上拔到顶，左肋向右收到底，尽量拔提骶部以将直肠区向上提升。

【排便方法】挺胸坐（或蹲）稳，腰椎挺直，将右肩向上提，左肩向下沉（图2-28），左肋缘向右顶到底，右肩尽力上拔，腹肌尽量向上提，提到极限处持续拔提 5～8 秒钟。拔提右肩方法与拔提左肩基本相同，只是方向相反。动作时呼吸要自然，动作持续的时间可视排便需要而定。请将以上动作多练习几遍。

【操作提示】①以上两个动作方法相同，方向相反，可以配合使用。比如拔提左肩两次，再拔提右肩两次，反复交替进行。②如果感到排便动力不足时，可以配合撑右肩助力（动作详见第69页）与左扭髋助力（动作详见第71页）。③一旦有"塞便"的迹象，立即采用左侧"拨秘点单侧旋动法"（动作详见第80页）配合以助排便。

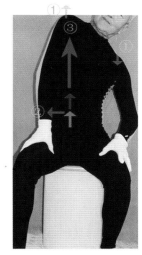

图 2-28　拔提右肩

12. 交替扭髋排便法

该方法是更加简单的排便方法之一，是在持续提升腰部的同时，左右扭髋的排便方法。正常排便的人群和轻度便秘的患者都可操作。

【动作要领】挺胸坐直，左右扭髋，动作由腰椎与髋部共同扭动。扭到底之后要持续数秒钟，给排便以充分的反应时间。然后再扭向另一侧，动作要缓慢到位。

【排便方法】拢住心口窝，腰背向上挺直。向左扭髋的动作是：腰椎配合臀部向左扭（左膝向前、右膝向后），腹肌牵引下腹部随之向左扭转，使髋部尽量左扭，腹肌尽量左抻（图 2-29），同时吸气。动作持续数秒钟，促使粪便下移与排出。向右扭髋的动作是：腰椎配合臀部向右扭（图 2-30），下腹部随之右转，使髋部尽量右扭，同时呼气，动作持续数秒钟。如此左右反复交替，动作时呼吸要自然。

【排便原理】交替扭髋可以通过改变直 - 肛曲形态，给粪便下移与排出创造必要条件。扭髋也可影响乙状结肠的形态变化，具有一定的催便效果。

【操作提示】①如果感到排便动力不足，可以同时采用"拔提直肠区"（动作详见第56页）与"左右抻腹"（动作详见第71页）加力。②一旦发现有"塞便"的迹象时，立即采用"拨秘点单侧旋动法"（动作详见第80页）配合，完成排便。

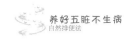
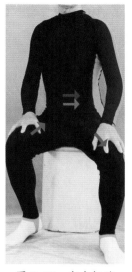
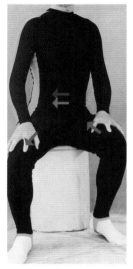

图 2-29　向左扭髋　　　　图 2-30　向右扭髋

13.提肩努纳排便法

首先将左肩（或右肩）向上拔提到顶，左肋（或右肋）配合心口窝向上举到顶，在持续提肩举肋状态下向前努腹，再向后纳腹。动作分为"左提肩努纳"与"右提肩努纳"，通过左右交替动作将粪便排出。这是一个既简单又快捷并且比较管用的排便方法，适合于老年人和儿童以及大多数人群使用，也是"5分钟排便方法"的首选，既可用于排便又能用来催便，一般只用这一种方法便可顺畅完成排便。

（1）左提肩努纳

【动作要领】将腰部挺直，左肩向上拔提要提到极限处，由腹肌配合心口窝上举，旨在将肠管向上拔提起来，前努要到位，后纳要到底，动作持续时间视排便效果灵活掌握。注意：随时捕捉便意感觉，动作要到位，应用要灵活。

【排便方法】首先将左肩尽量向上拔提到顶，右肩尽量下垂，腹肌用力向上举，心口窝尽力向上顶，让腹腔肠管提升起来（图2-31），然后由腰椎配合腹肌将下腹部向前努（鼓肚子），要在努（鼓）到极限处（图2-32）之后持续努（鼓）5秒钟左右。动作中要特别留意寻找便意感觉，有便意感觉时就多持续几秒钟让粪便排出。如没有感觉就交替做下一个动作：由腰椎配合腹肌将下腹部向后收纳（收肚子）（图2-33），要在收纳到底之后持续5秒钟左右，有便意感觉时就多持续几秒钟。如没有感觉就交替做前一个动作。这样一努一纳为一个回合，反复努纳2~3回合将粪便排完。如果感到粪便没有排净，可以改用"右提肩努纳"，如此左右交替将粪便排完。

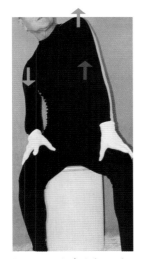 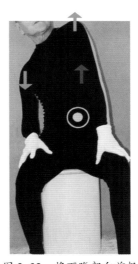 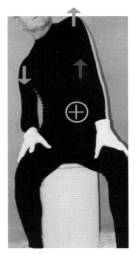

图2-31　左肩上提，左肋　　图2-32　将下腹部向前努　　图2-33　将下腹部向后收
　　　　　上举，右肩下垂　　　　　　　　（鼓肚子）　　　　　　　　纳（收肚子）

【排便原理】向上拔提左肩，可以带动乙状结肠前段和降结肠末端向上提升并延展开来，促使乙状结肠之中贮存的粪便向下移动。由于乙状结肠的前后上下辗转走向多样，粪便在各个区段朝向有所不同，将乙状结肠提升起来之后再施以前后努纳动作，可以促进不同位置的粪便加快移动，顺畅排出。

【保健作用】提肩与举肋都能够向上拔提腹腔内脏，扩展腹腔容积并且形成腹腔负压状态，引导动脉血液快速灌注内脏。努纳则是前后舒缩腹腔内脏，促使脏腑血液大进大出，快速排出内脏深处的生理垃圾和有毒有害物质，实现血液更新效果。三个动作的配合，是疏通五脏六腑血液、清除内脏毒素、促进脏腑生理功能、提升内脏免疫功能的极佳组合之一。

【操作提示】乙状结肠有前后两个粪仓，走向略有不同。第一粪仓的粪便排完之后，第二粪仓的粪便开始移动排出，所以绝大多数人们都须等待两次排便。采用左提肩努纳与右提肩努纳不停地交替进行，既可排便又能寻便与催便，有望使两次排便在5分钟之内一次完成。

（2）右提肩努纳

【动作要领】腰部要挺直，右肩上提要到极限处，腹肌配合心口窝上举旨在将直肠区拔提起来，前努要到位，后纳要到底，动作持续时间视排便效果灵活掌握。动作与"左提肩努纳"方法相同，方向相反。

【排便方法】首先将右肩尽量向上拔提到顶，腹肌向上举，心口窝向上顶配合拔提，左肩尽量下垂（图2-34），然后将下腹部向前努（鼓肚子），要在努（鼓）到极限处（图2-35）之后持续努（鼓）5秒钟左右。之后将下腹部向后收纳（收肚子）（图2-36），要在收纳到底之后持续5秒钟左右。这样一努一纳为一个回合，反复努纳2~3回合将粪便排完。

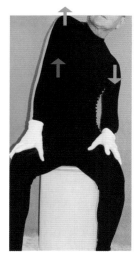

图2-34　右肩上提，右肋
上举，左肩下垂

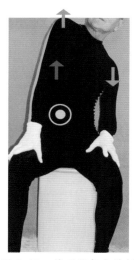

图2-35　将下腹部向前努
（鼓肚子）

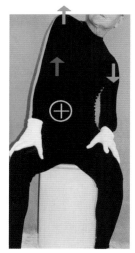

图2-36　将下腹部向后收
纳（收肚子）

【排便原理】向上拔提右肩、上举右肋时，可以带动乙状结肠后段向上提升并使乙状结肠延展开来，促使乙状结肠之中贮存的粪便向下移动。由于乙状结肠的前后上下走向多样，粪便在各个区段朝向不同，将乙状结肠提升起来之后再施以前后努纳动作，可以促进不同位置的粪便加快移动，顺畅排出。

【保健作用】提肩与举肋都是向上拔提腹腔内脏，扩展腹腔容积并且形成腹腔负压状态，引导动脉血液快速灌注内脏。努纳则是前后方向舒缩腹腔内脏，促使脏腑血液大进大出，实现血液更新。三个动作的配合，是疏通五脏六腑气血、促进脏腑生理功能、排出内脏毒素、提升内脏免疫功能的极佳组合之一。

【操作提示】乙状结肠有前后两个粪仓，走向略有不同。第一粪仓的粪便排完之后，第二粪仓的粪便开始移动排出，所以大多数人都有两次排便。采用左提肩努纳与右提肩努纳不停地交替进行，既可排便又能催便，有望使两次排便在 5 分钟之内一次完成。

扫码看视频

提肩努纳排便法

（三）排便"加力"法

排便加力，适用于排便动力不足，便秘症状严重，排便极度困难的人群。每当人们遇到粪便异常干硬难以排出的情况时，就需要采用加力（又称"助力"）的方法，以优化排便环境，提升排便动作力度。可用于排便加力的动作很多，下面介绍几种常用的方法：

1. 撑肩加力

撑肩助力适合于以向上拔提为主的排便动作。具体步骤是：拇指与四指分开，掐按在靠近膝盖的大腿上，用力向上撑肩，借助撑肩动作提振胸廓的上撑力来增强拔提的力度。"撑左肩加力"参照图 2-37a，"撑右肩加力"参照图 2-37b。提到"撑肩加力"时，是指两肩同时上撑助力（图 2-37c）。该法常用于各种拔提与抻牵动作，如抻拔左下腹、抻拔右下腹、拔提左肩、拔提右肩等动作的加力。

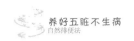

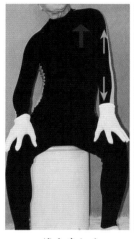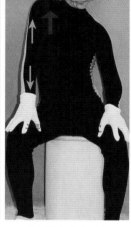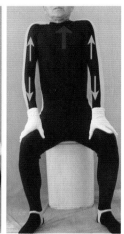

a. 撑左肩加力　　　　　b. 撑右肩加力　　　　　c. 撑双肩加力

图 2-37　撑肩加力

2. 搬腿加力

搬腿加力适合于以横向抻牵为主的排便动作。具体步骤是：向左抻牵时采用"向右搬腿加力"，右手五指并拢，勾住左侧大腿或膝部，向右搬腿（左腿向左撑，右臂向右搬），利用所形成的"较劲"势态，来促进腹肌与左肋向左侧反方向发力，以带动左肩与胸廓向左抻，可使抻牵力度成倍增加（图 2-38a）。向右抻牵时采用"向左搬腿加力"，动作相同，方向相反（图 2-38b）。

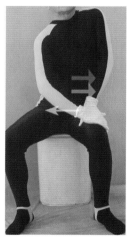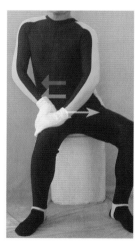

a. 向右搬腿加力　　　　b. 向左搬腿加力

图 2-38　搬腿加力

3. 扭髋加力

此法是以腰椎、腹肌、两膝、两髋配合，左右交替扭髋，以改变直 - 肛曲形态，促进粪便排出的方法。具体步骤是：拢住心口窝，腰部挺直，向左扭髋时，右膝向前伸，左膝向后收，腰椎配合臀部向左扭，以促进排便（图2-39a）。向右扭髋时，左膝向前伸，右膝向后收，腰椎配合臀部向右扭，以促进排便（图2-39b）。可以根据需要左右交替使用，常用于各种排便动作的加力。

4. 左右抻腹加力

此是以左肋（或右肋）与腹肌配合心口窝，沿脐部向左（或向右）持续抻牵的动作。具体步骤是：向右抻腹时，右肋带动心口窝，沿脐（神阙穴）向右抻，腹肌向右顶，持续抻牵数秒钟（图2-40），以增强排便力度。向左抻腹时，以同样方法沿脐向左持续抻牵，增强排便力度。此法常用于交替扭髋排便时抻腹助力，也可用于排便、寻便与催便。

5. 拔提直肠区加力

动作方法详见第56页，常用于各种排便动作的加力。

（四）蹲姿排便方法

人们使用较多的排便姿势有两种，一种是坐在马桶上排便的坐姿，另一种是蹲在厕所里排便的蹲姿。无论是坐姿还是蹲姿，动作排便与操作排便的方法和技巧都完全相同。由于蹲姿排便图像可展示的画面较小，难以

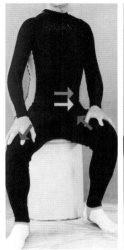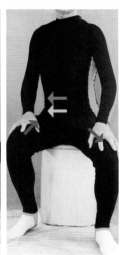

a. 向左扭髋　　　　b. 向右扭髋

图 2-39　扭髋加力

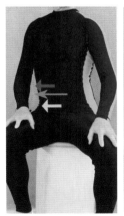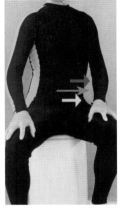

向右抻　　　　　向左抻

图 2-40　左右抻腹加力

扫码看视频

蹲姿排便

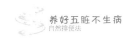

标注动作势态，因此书中的示意图均以坐姿排便图像为主。但较常采用蹲姿排便的朋友也无需介意，因原理一致，只要参照坐姿排便的方法技巧与示意图上的标识，在动作上稍加修改后即可操作，相关方法要领简单阐述如下。

采用蹲姿排便时，要将两足分开蹲稳，两肘支撑在两膝之上，一是为了稳住身体，避免动作时失去平衡，二是用两肘撑膝来代替双手撑膝，支撑起胸廓，以使排便动作更加协调而有力，同时将腰部挺直一些，以便提升动作效果（挺腰动作时须注意保持平衡，防止后仰）。

预备动作是：拢住心口窝，撑起直肠区，撑起双肩，将躯体伸直，一切按照坐姿排便方法操作即可。需要加力时，要将两肘用力撑膝，以提升加力效果并稳住躯体。需要操作排便时，可以抽出一只手来进行操作，而需要两只手操作时，要注意将两足稳住，以保持平衡（图2-41）。

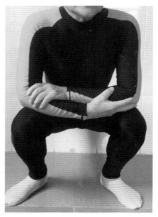

图2-41　蹲姿排便方法

（五）儿童自然排便

儿童排便，以"拔提直肠区"与"左右扭髋"两个动作为主，方法如下：

1. 幼儿排便

方法一：拔提直肠区

让幼儿坐在有防护的坐便器上，做好防护，由家长操作并示教。

【排便方法】双手把住幼幼儿两腋，动作轻柔，向上缓缓提升，提升到臀部快要离开便盂时停止（图2-42），此时维持2～3秒钟，然后还原。动作反复进行，直到排便结束。当幼儿排便时，要以轻松的语言提示："排便喽！"之后，一边说提示语一边做动作，启示幼儿渐渐掌握这种排便方法，以达到最后说一声"排便喽"幼儿就能自行

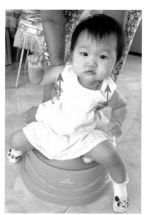

图2-42　幼儿排便方法一：拔提直肠区

拔提直肠区排便的效果。请注意，千万不要再"吭哧吭哧"地向幼儿示范挤压式排便方法。

【排便原理】提升肠道，延展直－肛曲角度，形成直排通道，促进粪便排出。

【保健作用】此法使腹腔有效空间骤然增大，促进血液循环，益于幼儿生长发育。

方法二：左右扭髋

【排便方法】双手把住幼儿两侧大腿，轻轻地左右扭髋。向右扭髋时，右手向前移，左手向后移，使幼儿髋部右扭，并持续2～3秒钟（图2-43）。向左扭髋时，左手向前移，右手向后移，使幼儿髋部左扭，并持续2～3秒钟。如此左右交替扭髋，反复操作，直到排便结束。当幼儿排便时，要以轻松的语言提示："排便喽！"并不断启示幼儿，使之渐渐掌握扭髋排便方法。动作要缓和轻柔，不可过分用力。

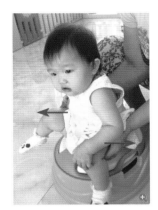

图2-43 幼儿排便方法二：
左右扭髋

【排便原理】让直－肛曲角度变缓，促进粪便排出。

【操作提示】以上两种方法可同时进行，或者交替进行。

附：生活小常识

（1）幼儿排便时的移动方法

幼儿坐在床上玩耍，显出要排便的迹象时，大人们多会下意识地用两手夹持幼儿腋下并将其托起，把幼儿拎到便盂上，这样经常会弄得床上、地上都是粪便。这是因为当人们向上拎起幼儿时，正好是在采用"拔提直肠区排便法"，促进了幼儿的排便过程。

正确方法是：用双手托住幼儿臀部，轻轻放在便盂上，然后再把住幼儿腋下，轻轻向上提升来促进排便。

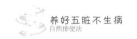

（2）干硬粪便的排出方法

幼儿有时也会偶尔出现干便，排出缓慢而且困难。遇到这种情况时，可以由家长实施"操作排便法"，帮助幼儿将干便排出。

方法是：将右手中指指腹固着在幼儿右侧拨秘点上轻轻按拨（动作详见第79页），或者逆时针旋动（动作详见第80页）。动作要缓和轻柔，不可用力。

2. 学龄前儿童自然排便

建议让学龄前儿童学会"拔提直肠区"与"左右扭髋"两个动作。具体步骤是：①做拔提直肠区（动作详见第56页），要挺胸坐直，双手撑膝，将腰部向上提，做出如同要站起来时的动作。持续几秒钟，将粪便排出。②做左右扭髋（动作详见第71页），向左扭时，左膝向前伸，髋部向左扭，腰部向左转，促使粪便排出。向右扭时，右膝向前伸，髋部向右扭，腰部向右转。左右交替操作，完成排便过程。③也可以将两个动作同时进行。

3. 小学生排便

小学生已具备基本的理解能力，可以结合排便原理，掌握自然排便方法。

二、操作排便方法

操作排便，是专门用于解决"塞便"与排便困难的方法，也是便秘患者需要掌握的应急方法。目的是通过手指的操作使粪便下移，进入肛管并排出体外。人们只要降伏了"塞便"，就解除了便秘的威胁，从此告别泻药与灌肠，逐渐不受便秘的困扰。

在人们的肛门周围有多个排便敏感部位，可以用来催动粪便下行，并可能影响排便中枢的兴奋传导过程，对于克服排便困难的问题具有重要意义。

"操作排便方法"是通过手指来牵动相关敏感部位，改变肛管形态，克服肛门"别劲"，促使粪便移动与排出的方法。常用的操作部位主要有：排秘点、拨秘点、肛前控制点与肛后保护点（图2-44）。其中用于排解"塞便"

的是排秘点与拨秘点，主要针对经常出现"塞便"症状的人群，例如功能性
便秘患者、孕妇、产妇、腹腔肿瘤患者、排便困难的老年人等，偶尔遇到
"塞便"问题的年轻人或是服用处方药物后出现便秘症状的患者也可使用。掌
握了"操作排便方法"也有望让人们放心进行药物医疗，从此不再拒绝可能
引发便秘的首选治疗药物。肛前控制点与肛后保护点，适合患有肛肠疾病的
患者排便时保护病灶。

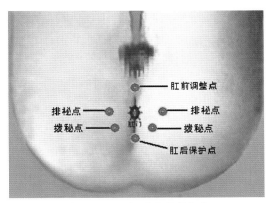

图 2-44　肛部周边敏感部位

　　"操作排便法"还是一种可以由他人帮助实施的排便方法。偏瘫患者、病
情严重需卧床的患者或是年龄较小的孩童，遇到"塞便"时，可由家属或者
护工协助实施操作排便来代替用手抠出粪便的方法，既有效又安全。人们可
以采用操作排便法，妥善排解便秘的困扰。操作时，可以与运动排便方法中
的"拔提直肠区"（动作详见第 56 页）、"左提肩努纳"（动作详见第 66 页）、
"右提肩努纳"（动作详见第 68 页）、"抻拔左下腹"（动作详见第 57 页）、"抻
拔右下腹"（动作详见第 58 页）和"交替扭髋"（动作详见第 65 页）等动作
配合，一边操作一边提升直肠，克服肛门"别劲"，效果会更好。注意：操作
时要自然呼吸，不能憋气。

　　（一）排秘点操作方法

　　排秘点位于肛门旁开 1 寸（约一横指外），左右各一点（图 2-44）。取
位时，在距离肛门两侧约一横指外，可以触到一块前后方向的骨缘（骨盆底

缘），排秘点在这骨缘与肛门平齐相对之处。

1. 排秘点按拨法

【排便方法】将右手（或左手）中指指腹，固着在同侧排秘点上（图2-45），拨动便块，使之向下移动。可以左右交替操作，也可同时采用"抻拔左下腹"或"拔提左肩"等排便动作配合，以加快排便速度，并将余便排完。

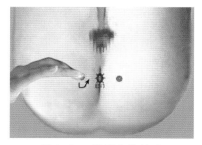

图 2-45　排秘点按拨法

【排便原理】按拨排秘点，直接拨动便块，使之向下移动，将粪便排出。

【操作提示】要用指腹按拨，避免指甲损伤局部皮肤组织。

【适用场景】常用于一般塞便，以及由于憋便时间过久导致便意消失的情况。也可用于化解功能性便秘患者的塞便。

2. 排秘点按搓法

【排便方法】用中指的指腹（或将中指与无名指的指腹并拢），固着在同侧排秘点处，轻轻按住便缘，搓揉便块（图2-46），将颗粒状粪便按搓成小颗粒，使之容易排出。动作可以左右交替进行，并不断变换与便块接触的位置和角度，以促进排便。

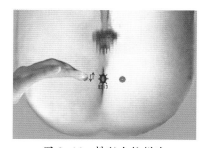

图 2-46　排秘点按搓法

【排便原理】颗粒状粪便虽粗大坚硬，但比较松散，可以将其揉碎以便排出。

【操作提示】要带动皮肤下的组织，避免手指与表层皮肤摩擦，用力不必过大，避免局部损伤。

【适用场景】本法专门用于颗粒状便秘与塞便的排解。

3. 排秘点单侧牵抻法

【排便方法】将中指或者任意手指的指腹，固着在同侧排秘点上，用手指轻轻地向外侧牵拉肛门，再轻轻送回（图2-47），动作可以左右交替。操作时，还可配合"左右抻拔"等运动排便方法，加速排便。

【排便原理】通过往返推送，改变便块与肛管之间"别劲"的状态，促使粪便排出。

【操作提示】要用指腹固着在排秘点上，带动皮肤下的组织，避免手指与表层皮肤摩擦。

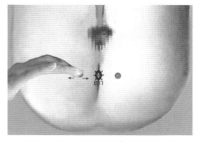

图 2-47 排秘点单侧牵抻法

【适用场景】用于排解一般的便秘与塞便。

4. 排秘点双侧同步牵抻法

此法的特点是：通过双手在排秘点的两侧同步往返抻牵动作，促使粪便错落下行，进而排出体外。

【排便方法】用双手的中指与无名指指腹，固着在各自同侧排秘点上，将双手手指轻轻地同步向右侧牵引（图 2-48），再轻轻地同步向左侧牵引。如此左右交替抻牵，呈

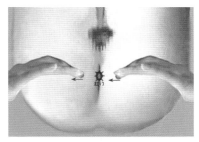

图 2-48 排秘点双侧同步牵抻法

"扯大锯"样往返牵动，以克服阻塞的状态。也可同时采用"拔提直肠区"配合操作，以增强排便效果。

【排便原理】左右反复牵引肛管，促使便块错落下行，逐渐排出。双手操作，可以让肛管均匀担当受力，并充分发掘肛门组织的极限张力，避免肛部组织损伤，防范肛肠疾病。

【操作提示】①指腹要带动皮肤下的组织，避免手指与表层皮肤摩擦，动作要缓慢轻柔，局部不可有疼痛感。②用双手进行同步抻牵时，两手必须同步向同一方向，不可向两侧分开抻牵，以避免局部损伤。

【适用场景】适用于排出粗大且坚硬的粪便，适合成年人、儿童、孕妇等人群排解各种类型的便秘与塞便问题。

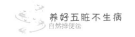

5. 排秘点单侧旋动法

【排便方法】用右手（或左手）的中指指腹（也可中指与无名指一起），固着在同侧排秘点上，轻轻地顺时针原地转动，带动肛门随之旋动起来（图2-49）。操作时，也可配合"左右扭髋""左右抻拔""左右拔提"等运动排便方法来辅助完成排便操作。

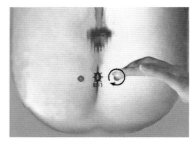

图 2-49 排秘点单侧旋动法

【排便原理】通过不断变换肛管的角度与状态来改变粪便阻塞的势态，促使便块错落下行，排出体外。

【操作提示】要用指腹固着在拨秘点上，通过指腹的旋动，带动肛部随之旋动，要带动皮肤下的组织，避免手指与表层皮肤摩擦。

【适用场景】常用于排解成年人及儿童各种类型的便秘与塞便问题。

6. 排秘点双侧同步旋动法

【排便方法】用双手中指指腹（或中指与无名指一起），分别固着在各自同侧排秘点上，双手手指轻轻地同步顺时针原地转动，从两侧共同带动肛管随之微微旋动（图2-50），促使便块下行后排出。操作时，可配合"拔提直肠区"来完成排便操作。

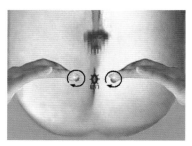

图 2-50 排秘点双侧同步旋动法

【排便原理】通过从双侧不断旋动变换肛管的形态来改变粪便阻塞的势态，促使便块错落下行后排出。

【动作要领】动作时，两手必须同步向同一方向，不可向两侧分开相对旋动，以免造成局部损伤。

【适用场景】常用于排解成年人和儿童的各种便秘与塞便问题。

7. 排秘点两侧抻拔法

此法为"单侧牵抻法"与"按拨法"两个动作同时进行。

【排便方法】将双手中指的指腹，分别固着在各自同侧的排秘点上，先将左手中指向左侧轻轻抻牵，同时将右手中指向同方向按拨便块数次，驱使便块下行（图 2-51），然后右手向右轻轻抻牵，左手按拨数次。两个方向的动作左右交替进行，促使便块逐渐下移后排出。

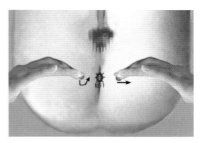

图 2-51　排秘点两侧抻拨法

【排便原理】抻牵可以变换肛管形态，按拨可以促使粪便下行，两者相互配合可增强操作效果。

【操作提示】①要用指腹操作，带动皮肤下的组织，避免手指与表层皮肤摩擦。②可配合"拨提直肠区"来完成排便操作。

【适用场景】主要用于排解粗大的便块堵塞肛管的问题，也适用于各种类型的塞便。

（二）拨秘点操作方法

拨秘点位于肛门侧后方 1 寸处，左右各一点（图 2-52）。取位时，在距离肛门侧后方一横指外，可以触到一块前后方向的骨缘（骨盆底缘），拨秘点就在这骨缘与肛门斜下方约 45°角处，左右相对处各有一点。

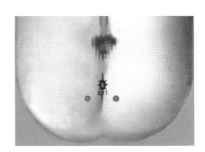

图 2-52　拨秘点位置示意图

1. 拨秘点按拨法

【排便方法】将中指指腹固着在同侧拨秘点上，轻轻按拨便块，使粪便移动并排出（图 2-53）。亦可左右交替进行，促进便块的排出。

【排便原理】按拨促使便块向下移动，将粪便直接排出。

【操作提示】要用指腹按拨操作，动作轻柔缓慢，避免损伤局部皮肤组织。

【适用场景】常用于一般便秘和轻度塞便的情况。

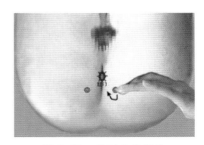

图 2-53　拨秘点按拨法

2. 拨秘点单侧旋动法

【排便方法】用右手（或左手）的中指指腹固着在同侧拨秘点上，轻轻地顺时针原地旋动，带动肛门随之转动起来（图2-54），促使便块排出。操作时，还可配合"拨提直肠区"等运动排便方法来完成排便操作。

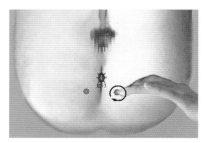

图 2-54　拨秘点单侧旋动法

【排便原理】通过旋动拨秘点，不断改变肛管形态，以克服肛门"别劲"的势态，引导粪便错落下移，将粪便排出。

【操作提示】要用指腹固着在拨秘点上，通过指腹的旋动带动局部组织共同旋转，要带动皮肤下的组织，避免手指与表层皮肤摩擦。

【适用场景】常用于排解各种便秘与塞便，也适用于憋便时间过久而导致便意淡漠的情况。

3. 拨秘点双侧同步旋动法

此法的特点是通过双侧同步旋动拨秘点，促使粪便随之旋下。动作快捷、安全、顺畅。

【排便方法】用双手中指与无名指的指腹，固着在各自同侧的拨秘点上，双手手指同步顺时针旋动，带动肛门与肛管随之旋动起来（图2-55），促使便块下行后排出。操

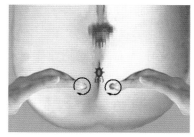

图 2-55　拨秘点双侧同步旋动法

作时，还可配合"拨提直肠区"等运动排便方法，协同完成排便操作。

【排便原理】采用双手手指在两侧拨秘点同步旋动的排便法，不断改变肛管状态，克服末端障碍，减少粪便与肠道之间的摩擦阻力，促使粪便错落下移后排出。

【操作提示】要用指腹固着在拨秘点上，通过指腹旋动，带动肛部随之旋动。要带动皮肤下的组织，避免手指与表层皮肤摩擦。

【适用场景】适用于便块过于粗大、孕妇塞便、重度功能性便秘、年老体

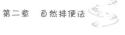

弱者排便困难与药源性便秘的情况。

4.对应点双侧同步换位引牵法

此法是将双手固着在拨秘点隔肛相对的两侧，进行不同方向同步推拉的一套动作组合。此法可解决粪便既粗大又干硬的问题，也可用于排解各种便秘与塞便问题。

【排便方法】动作分为左前与右后、左与右、右前与左后三个不同方向，进行交替换位同步引牵：

（1）左前点与右拨秘点同步引牵法：所谓"左前点"，是指与右拨秘点相对应的，位于肛门左前方的部位。将左手中指指腹固着在左前点，右手中指固着在右侧拨秘点（以肛门为中点的相对两侧），双手轻轻地同步向右后侧牵引肛部，再轻轻地同步向左前方牵引肛部（图2-56a）。如此往返"拉大锯"样牵动，可克服"塞便"的僵持状态，促使便块错落下行，并逐渐排出。做2～3个往返之后，进行下面"左排秘点与右排秘点同步引牵"的操作。

（2）左排秘点与右排秘点同步引牵法：将两手中指指腹，固着在同侧排秘点（以肛门为中点的左右两侧），双手轻轻地同步向右侧牵引肛部，然后同步向左侧牵引肛部（图2-56b）。如此往返"拉大锯"样牵动，以促使便块错落下移，逐渐排出。做2～3个往返之后，进行下一步"右前点与左拨秘点同步引牵"的操作。

（3）右前点与左拨秘点同步引牵法：所谓"右前点"，是指位于肛门右前方，与左拨秘点相对应的部位。将左手中指指腹固着在左侧拨秘点，右手中指固着在右前点（以肛门为中点相对应的部位），双手轻轻地同步向右前侧牵引肛部，然后同步向左后方牵引肛部（图2-56c）。如此往返"拉大锯"样牵动，以克服"塞便"的僵持状态，促使便块错落下行，并逐渐排出。做2～3个往返之后，回到第一步"左前点与右拨秘点同步引牵"的操作。如此反复交替，直到将堵塞的粪便排出。

【排便原理】排出各种粗大的便块时，通过反复变换肛门形态，可充分调动肛周组织的潜在张力，促使直径大的干硬粗大便块错落下移，最后既安全又顺畅地排出。

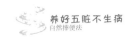
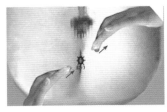
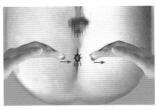
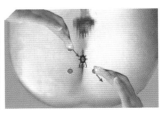

a   b   c

图 2-56 对应点双侧同步换位引牵法

【操作提示】①变换部位的目的是促使粗大便块在不同方向措落下移，也避免肛周组织损伤，双手指腹需固着在部位上，要带动皮肤下的组织，避免手指与表层皮肤摩擦。②动作时，两手要同步向同一方向，不可向两侧分开抻牵，不可使局部产生疼痛感。③操作时，还可配合"拔提直肠区"等运动排便方法来完成排便操作。

【适用场景】专门针对粗大干硬的便块堵塞肛门引起的塞便问题，也可用于孕妇塞便、功能性便秘 / 塞便、巨结肠症、年老体弱者的便秘与塞便问题。

5. 对应点双侧同步换位抻拨法

此法的基本动作是：两手配合，一手持续向外抻牵，另一手向内按拨便块，沿不同方向交替进行。

【排便方法】动作分为左前与右后、左与右、右前与左后三个不同方向，进行交替换位抻拨：

（1）左前点与右拨秘点同步抻拨法：将右手中指固着在右拨秘点，左手中指指腹固着在左前点（以肛门为中点的对侧），两指指峰相对。先将左手中指向左前方抻牵，并持续一段时间，同时右手中指找到并抵住肛管中的便块按拨 2 ～ 3 次，促使便块下行，然后右手向右后方持续抻牵，左手按拨便块 2 ～ 3 次（图 2-57a）。左右交替操作，促使便块逐渐下移。做两个往返之后，进行下一步"左排秘点与右排秘点同步抻拨"的操作。

（2）左排秘点与右排秘点同步抻拨法：将左手中指指腹固着在左侧排秘点，右手中指固着在右侧排秘点，两指指峰相对。先将左手中指向左侧抻牵，同时右手中指找到并抵住肛管中的便块按拨 2 ～ 3 次（图 2-57b），促使便块下行，然后右手向右抻牵，左手用同样方法按拨便块 2 ～ 3 次。左右交替进行操作，促使便块逐渐下移。做两个往返之后，进行下一步"右前点与左拨秘点同步抻拨"的操作。

（3）右前点与左拨秘点同步抻拨法：将左手中指指腹固着在左侧拨秘点，右手中指固着在右前点（以肛门为中点的对侧）。先将左手中指向左后方抻牵，同时右手中指找到并抵住肛管中的便块按拨 2 ～ 3 次，促使便块下行，然后右手向右前方抻牵，左手用同样方法按拨便块 2 ～ 3 次（图 2-57c）。做 2 个往返之后，再从第一步开始操作，直到将粗大的硬便排尽。通过反复交替动作，促使便块逐渐下移后排出。

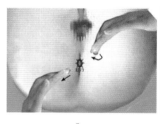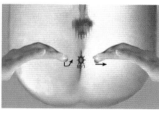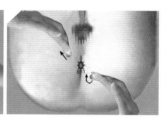

图 2-57　对应点双侧同步换位抻拨法

【排便原理】排出各种粗大便块时，通过反复换位抻拨，充分调动肛周组织的潜在张力，促使粪便错落下移，将直径较大的干硬便块既安全又顺畅地排出。

【操作提示】①本法适用于排解非常粗大又异常干硬的便块，操作时两指要指峰隔肛相对。一手轻轻向外抻牵，抻牵的目的是扩展肛门的张力，防止肛部损伤。另一手按拨便块，促进便块下移。往返交替变换抻拨方向，以使便块措落下移。操作时两手要密切配合，动作要按部就班，不可操之过急。②要用指腹抻拨，带动皮肤下的组织，避免手指与表层皮肤摩擦。动作轻柔缓慢，不必过分用力。

【适用场景】主要用于排解既干硬又粗大的便块堵塞肛门的问题，同样适用于各种类型的便秘与塞便，也可用于孕妇塞便、药源性便秘及年老体弱者排便困难的情况。

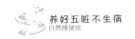

第三节　寻求便意的方法

人们只要掌握了寻便方法，就有望摆脱生理性便意的控制了。使用寻便方法，可以在自己需要排便时，实施"无便意排便"；可以在排便不应期时进行催便，以缩短便程，对于彻底摆脱便秘具有重要意义。

"寻求便意"，是通过相关动作方法，促使便意出现的过程，简称"寻便"。

"寻便"是自然排便法的重要组成部分，让人们可以在想要进行排便的时候，通过寻求便意的相关动作来引发便意。让人可以在没有便意的情况下，通过寻求便意来达到排便的目的。"寻便"是实现"无便意排便"的关键，只有掌握了寻便要领，熟悉了寻便的方法，才能牢牢掌握排便的主动权，实现真正意义上的自然排便。

"催便"与"寻便"的方法以及要领都完全相同，只是一个在排便前使用，一个在排便过程中使用，动作都是一样的。

一、便意是实现排便的先决条件

1. 什么是便意

人们在排便之前，会感到肠道在剧烈蠕动，下腹部会出现一种酸楚难言、需要马上进行排便的感觉，这就是便意。便意是人类排便最关键的前提，也是实现排便活动的第一环节。如果没有便意，人们就无法进行排便。

按照便意的来源，我们可以把便意分为"生理性便意"与"寻求便意"。

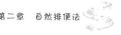

生理性便意是指人们体内自发的便意，寻求便意则是指在没有便意时，为了实现排便活动而通过进行相关寻便动作，引导而出现的便意。

2. 引发便意的必备条件

（1）足够分量的粪便进入直肠内时，就会刺激直肠壁内的压力感受器，而发出需要排便的传导信号。如果粪便的量太少，或者没有粪便，就难以引起兴奋和传导的过程。

（2）具备正常的神经传导系统。便意需要通过一系列的传导过程才能完成，如果其中某一环节的功能受限，造成传导障碍，就会影响便意的产生。

（3）肠道要通畅，功能要正常。只有将粪便顺畅地推动到直肠后，才能引发便意。

3. 生理性便意是怎样产生的

随着肠道的不断蠕动，粪便不断地被推入直肠，当直肠内充斥了一定量的粪便后，会产生机械性刺激，刺激直肠壁内的压力感受器发出冲动，传入腰骶部脊髓内的低级排便中枢，同时上传至大脑皮质而产生便意，大脑皮质即发出冲动使排便中枢兴奋增强，产生排便反射，使人们产生想要排便的感觉。

二、生理性便意困扰人们的生活

1. 生理性便意很"任性"

生理性便意一直强势地制约着人们的排便活动，每当比较强烈的便意出现时，人们无论身处何时何地，都感觉想要立即排便，不然会使人感觉很不舒服，有时甚至真的会"夺门而出"。另一方面，生理性便意又常会玩"失踪"，多日不见，使人受到便秘的困扰。只要生理性便意要起性子来，就可能将人搞得狼狈不堪，而人们对此往往束手无策。

2. 靠不住的生理性便意

生理性便意之所以经常靠不住，是因为常会受到诸如精神状态、工作压力、生活习惯、周围环境、服用药物、气候变化等多种不确定因素的影响。

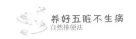
尤其是经常憋便的朋友，会导致直肠壁内的压力感受器的敏感性逐渐降低，排便中枢的兴奋与传导过程受阻而便意淡漠。每当工作繁忙、精神紧张、生活不规律时，生理性便意也就跟着"躲猫猫"，给人们的生活和健康带来不良的影响。

3. 来自乙状结肠的阻碍

乙状结肠酷似立起来的"乙"字形状，位于人们的左下腹盆腔之内。人类的罐装内脏结构所形成的压抑状态，使乙状结肠如同被镶嵌于左盆腔之内，40厘米左右的肠管被限定于12厘米的直线距离之中，上下辗转呈蜷缩和僵滞状态，压抑环境使其伸展性受到严格限制而束缚着乙状结肠的生理功能，从而阻碍粪便的移动与排出，让大量粪便聚集于此，形成贮存状态，我们称之为"粪仓"。健康人的粪便常常需要在此滞留12小时甚至更久，使内部压力不断增高，让肠管的自动节律性受限，兴奋性降低，所形成的呆滞状态让粪便难以进入直肠而无法引发便意。可见，乙状结肠已经成为控制人类便意的最大障碍，如何改变乙状结肠的"僵滞"状态，促进粪便移动，使其能够顺畅进入直肠，是产生便意并实现排便的关键。

4. 便意不可缺失

便意虽然只是一种想要排便的感觉，却是要通过多个系统参与，经过复杂的神经反射过程才能实现的。其中任何一个环节出现"故障"，都会影响便意的产生。生理性便意的不确定性，成为排便活动中很大的一道难题。无论有多少粪便堆积在肠道中，无论人们是如何迫切地需要及时排便，只要没有便意，就无法实现排便。便意制约并牢牢控制着人们的排便活动。

便意，是维系人类生存不可或缺的要素之一。缺乏便意时，大家会采用各种方法，千方百计地寻求便意。试想一下，如果真的彻底失去了便意，再也无法正常进行排便的话，将是怎样的一种人生。

5. 采用"用力挤压式寻便"很危险

每当人们如厕却感到便意淡漠，但又急于排便时，多会采用挤压式寻便的方法，如同用力挤压式排便一样对腹部施压，试图以更加强大的压力来逼迫肠道产生便意。然而，这种强大的压力并不能改变乙状结肠的僵滞状态，反而会将肠道压扁而阻碍粪便移动，所以说挤压寻便常常是一种"无用功"。而且在寻便无效时，人们常常会无限制地增强用力挤压的力度，其效果往往适得其反。强大的鼓胀力会挤压肠道，使之扭曲变形而阻碍粪便的移动，还常常与粪便移动的方向相悖，对于被困在肠道之中的粪便根本没有明显的推动作用，却对五脏六腑施加了强力挤压，用力过猛时还可能会导致内脏损伤。患有冠心病、高血压的人使用这种手法更是危险，腹压忽然升高有时可能会带来灾难性的后果。强大的压力不仅会使粪便移动变得困难，同时还会对内脏安全构成巨大的威胁。只有在这种强力挤压消除之后，肠道从扭曲与被压扁的状态恢复原样时，粪便才可能开始继续向下移动。

三、寻便方法的分类与选择应用

如果说自然排便法的要点在于调整直肠与肛管的形态与角度，寻便则重在改变结肠的形态和牵动其位置变化。一个重点在直肠，一个重点在乙状结肠或者整个大肠。

（一）寻便动作种类

自然排便法之中，可以用于寻便的方法很多，按照不同的寻便方式，分为"动作寻便"与"操作寻便"。

"动作寻便"，是通过心口窝的相关动作，促进粪便移动，激发传导反射以引发便意的方法和技巧。"操作寻便"，是指用手指在相关部位操作，为自身（或他人）寻求便意的方法和技巧。

1. 如何选择寻便时间

根据便意容易出现的时间规律来选择有利于寻便成功的时机是很重要的。寻便的时间最好选在晨起之后或早餐后，而且最好每天都在同一时间按时寻便与排便，这样才能促使生理性便意有规律地按时出现，使人们形成按时排便的良好习惯。

晨起与早饭后寻便之所以容易成功，是因为晨起时人们的体位变化。肠

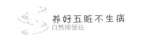

道及其内容物的形态在随体位改变时，会有所移动与改变，其移动所产生的变化，容易激发神经细胞的兴奋过程。此时寻便，让相关机械性牵拉动作加速粪便移动，引发结肠集团蠕动，就有望推动大量粪便快速进入直肠，引发便意。晨起时寻便，对于粪便移动可谓是有"推波助澜"的效果，成功率也比较高。

餐后，胃中充满食糜，当食糜下行时，可能会引起胃－结肠反射过程，引发结肠集团蠕动，也容易出现便意（俗称"直肠子"现象）。因此，餐后寻便也有望产生"推波助澜"的效果，寻便成功的概率也很高。

2. 寻便方法的选择应用

（1）便秘症状较轻者

便秘症状较轻者可直接如厕，并选择寻便与排便通用的方法，如"提肩努纳""拔提直肠区""抻拔左下腹""拔提左肩"等动作。建议让寻便与排便采用同一动作，一气呵成。也可选择5分钟排便法来完成排便活动。

（2）重度便秘患者

重度便秘患者一般缺乏便意，可以先寻得便意再如厕。方法是：晨起之后，可采用诸如"拔抻下腹""慢转结肠""十字引牵""下腹右抻左串""拔腹收肛""绕脐抻飞"等动作寻便，必要时也可采用"排秘点按弹寻便法""拨秘点按弹寻便法"等操作寻便，出现便意后即可如厕。

（3）自由搭配

除上述方法外，还可根据自己的实际需要选择动作，组合出一套寻便方法，以逐渐恢复生理性便意。可以将相关的寻便方法逐一试验一下，从中筛选出2～4项最适合自己的寻便方法，组合成一套适合自己的寻便动作组合。如下面列举的四个组合，人们可以根据实际情况自行搭配。

组合一：慢转结肠（动作详见第94页）与提肩努纳（详见第66页，左右交替），两个动作交替进行。

组合二：拔抻下腹（动作详见第57页）、拔腹收肛（动作详见第94页）与下腹右抻左溜（动作详见第92页），三个动作交替进行。

组合三：十字牵引（动作详见第89页）与绕脐抻飞（动作详见第90

页），两个动作交替进行。

组合四：下腹右抻左溜（动作详见第 92 页）与拨秘点按弹寻便法（动作详见第 96 页），动作寻便与操作寻便交替进行。

（二）动作寻便常用方法

1."十字牵引"寻便法

此法是沿脐下分别向后纳、向前努、向右抻、向左抻，动作轨迹呈"十"字形状，反复缓慢运动。

【动作要领】以腰椎、腹肌与髋部配合心口窝，来进行后纳、前努、右抻与左抻。动作需要缓慢而到位。

【寻便方法】挺胸坐直，拢住心口窝，撑起直肠区。先由腰椎与腹肌配合心口窝，全力向后收纳，要收到底，并持续收纳 3 秒钟，接着向前用力努出，要努到顶，并持续前努 3 秒钟。随后由腰椎、腹肌与髋部共同配合心口窝，沿脐下向右抻到底，持续右抻 3 秒钟，再向左抻到底并持续 3 秒钟。动作反复交替进行，直到便意出现（图 2-58）。

【操作提示】该动作的目的是促使便仓之中的粪便向直肠移动，随之引发大肠的集团蠕动。由于粪便移动缓慢，引发集团蠕动需要慢慢积累刺激，因此动作也要缓慢、持续而有力度，常需要反复交替动作才能奏效。

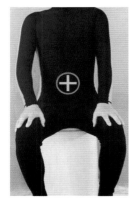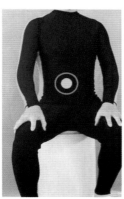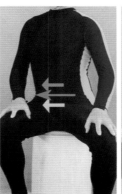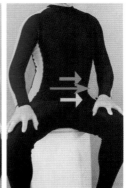

向后收纳 3 秒钟　　　向前努出 3 秒钟　　　向右抻 3 秒钟　　　向左抻 3 秒钟

图 2-58　"十字牵引"寻便法

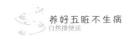

2. "绕脐抻飞"寻便法

此动作是先抻后飞。由腹肌与腰椎配合心口窝，先沿下腹向右抻牵，再从右下腹经脐右侧向上，奔左肋部，呈弧形快速飞出。这个动作如同小孩玩弹弓，先将弹弓用力抻开，一松手石子就会突然向前上方沿弧形轨迹飞出。

【动作要领】该动作由腹肌与腰椎配合心口窝，先沿下腹向右抻，再从右下腹经脐右侧向上，奔左肋部，呈弧形闪电一般飞出。

【寻便方法】拢住心口窝，沿下腹向右抻到右侧尽头处，持续抻牵 3～5 秒钟，同时吸气，然后突然右摆，顺势飞速向上、向左，弧形闪电式绕脐飞向左肋（图 2-59），旋即消失，同时呼气。单个动作要在一瞬间内完成，一套动作连续起来做4次。

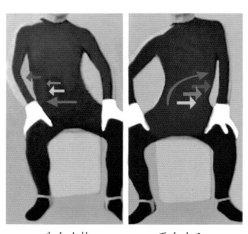

先向右抻　　　　　再向左飞

图 2-59　"绕脐抻飞"寻便法

【操作提示】该动作的特点是突发、快速，飞闪而过后立即消失。目的旨在先向右抻动乙状结肠，兴奋结肠神经细胞，促使"便仓"内粪便移动，再以"飞"的动作影响整个大肠（包括升结肠、横结肠、降结肠），刺激集团蠕动而引发便意。将动作连续起来，反复练习几遍。

人们要夺回排便的主动权，就必须熟练掌握几种寻求便意的方法，才能达到想要在什么时候就能在什么时候实现排便的目的。

3. "拔抻下腹"寻便法

该方法是在持续上拔的状态下，沿下腹左右交替抻牵的动作。

【动作要领】抻与拔，是两个不同方向同时进行的动作，只有将各自的动作部位分清，才能把动作做对。动作时，胸廓与双肩主要负责向上持续拔提，腰椎与腹肌主要协助心口窝向右抻牵与向左抻牵。

【寻便方法】拢住心口窝，腰椎挺直，双肩协助胸廓，沿骶部向上持续拔提（图 2-60），在持续拔提状态下继续做下面的动作。腰椎与腹肌协助心口窝，沿下腹向右持续抻牵 5 ～ 8 秒钟，同时吸气，接着沿下腹向左持续抻牵 5 ～ 8 秒钟，同时呼气。如此左右交替，直至引出便意。

【寻便原理】①通过相关动作，影响乙状结肠的形态，促使粪便快速移动，引发便意。②本动作为寻便与排便两用动作，寻便成功后，也可以继续应用本动作进行排便。

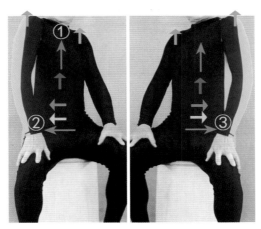

向右抻　　　　　　向左抻

图 2-60　"拔抻下腹"寻便法

4. "下腹右抻左串"寻便法

此动作为右肋与腰椎负责向右持续抻牵，同时以左侧腹肌配合心口窝，沿左下腹进行上下往返串动的动作。

【动作要领】右肋与腰椎负责向右持续抻牵，同时以左侧腹肌配合心口

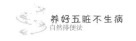

窝，沿左下腹进行上下往返串动。由于肠道平滑肌具有收缩缓慢的特点，串动的动作要缓慢而有力。

【寻便方法】拢住心口窝，腰椎挺直，右肋协同腰椎，沿下腹向右持续抻牵（图2-61），在持续右抻的状态下，以左侧腹肌配合心口窝，沿左下腹上下往返串动，向上串（要将动作持续2秒钟左右），同时吸气，然后向下串（也要将动作持续2秒钟左右），同时呼气。如此反复缓慢串动，以引发便意出现。

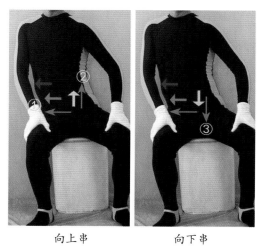

向上串　　　　　　　　向下串

图2-61　"下腹右抻左串"寻便法

【操作提示】①右抻以右肋与腰椎为主导，腹肌不参与；左串以左侧腹肌协助心口窝驱动，其他部位不参与。串动时，腹肌要灵活自如，不可迟滞。一遍不行就再来一遍，直到便意出现。②右抻下腹，可以让乙状结肠延展，使肠曲平缓一些，有利于粪便下移；上下串动乙状结肠，形成一种前面（向右抻）牵着，后面（上下串动）赶着的势态，可以使粪便快速下移而进入直肠，然后引发便意。

5. 下腹右抻左溜

此动作是先由右肋协同腰椎沿下腹部持续向右抻牵，然后在持续抻牵动作中，左下腹反复前后溜动的动作。

【**动作要领**】由右肋协同腰椎，向右持续抻牵，左侧腹肌配合心口窝在左下腹（乙状结肠部位）前后溜动，两个动作同时进行，溜动须缓慢而有力。

【**寻便方法**】拢住心口窝，腰椎挺直，右肋协同腰椎，沿下腹向右持续抻牵（图2-62），在持续右抻状态下，以左侧腹肌配合心口窝，沿左下腹前后往返溜动。先向后溜（动作持续2秒钟左右），同时呼气，再向前溜（也要将动作持续2秒钟左右），同时吸气。如此连续反复前后溜动8个往返，以引出便意。

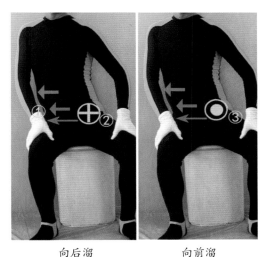

向后溜　　　　　　　　向前溜

图 2-62　下腹右抻左溜

【**操作提示**】①因两种动作需要同时进行，所以要把握好左右分别动作的方法，才能使右抻与左溜同时进行。右抻以右肋与腰椎为主导，腹肌不参与；左溜以左侧腹肌协助心口窝驱动，其他部位不参与。溜动时，腹肌要灵活自如，不可迟滞。一遍不行就再来一遍，直到便意出现。②抻右下腹的动作，可以使乙状结肠向右抻牵延展，有利于粪便下移。通过溜动乙状结肠部位来驱使粪便移动，形成一种前面（向右抻）牵着，后面（前后溜动）赶着的势态，有望促使粪便快速下移而进入直肠，然后引起便意。

6. 慢转结肠

此动作与"顺转腹腔"相同，是以腹肌与腰椎配合心口窝，沿腹腔顺时针缓慢转动的动作。

【动作要领】以腹肌与腰椎配合心口窝，沿腹腔顺时针缓慢转动，动作要缓慢而有力，以适应肠道平滑肌反应缓慢的特点。

【寻便方法】拢住心口窝，从左肋向下串，沿下腹向右摆，经右肋向上串，沿上腹向左摆，回到原处转一圈（图2-63），同时呼气。下串、右摆、上串、左摆四个动作都要持续1～2秒钟，转一圈的时间要控制在4～6秒钟，动作要做到缓慢均匀又有力度。然后以同样方法再转一圈，同时吸气。如此反复转动，做两个八拍。

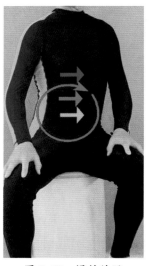

图 2-63　慢转结肠

【操作提示】沿着粪便排出方向慢转，目的有四：一是推动粪便下行；二是通过缓慢而有力的动作，争取引发结肠集团蠕动，进而产生便意；三是充分扩张结肠毛细血管，改善肠道微循环；四是促进肠液分泌，润滑肠道，降低摩擦阻力。"慢转结肠"也是康复习惯性便秘的主要动作之一，请熟练掌握。

7. 拔腹收肛

【动作要领】以胸廓、腰椎与腹肌配合心口窝，沿直肠区持续向上拔提，同时收缩肛部括约肌，尽量收拢肛门。

【寻便方法】拢住心口窝，挺腰坐直，沿骶部（直肠区）垂直向上持续拔提，同时收肛，双肩上耸助力，动作持续5～8秒钟，同时呼气（图2-64），然后还原，同时吸气。一套动作可连续多做几次。

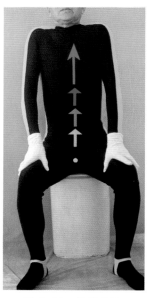

图 2-64　拔腹收肛

【寻便原理】拔腹驱使肠道上移，收肛则可下引，促使粪便移动而进入直肠，然后引发便意。

8.排便与寻便两用动作

书中列举的大部分排便动作均兼有寻便与催便的作用，诸如"提肩努纳"左右交替（动作详见第 66 页）、"拔提直肠区"（动作详见第 56 页）、"抻拔左下腹"（动作详见第 57 页）、"抻拔右下腹"（动作详见第 58 页）、"右扭髋左抻拔"（动作详见第 58 页）、"拔努直肠区"（动作详见第 59 页）、"左右拔抻努"（动作详见第 60 页）、"左扭髋抻纳"（动作详见第 63 页）、"拔提左肩"（动作详见第 64 页）等排便方法。这些方法既可用于排便，又有寻便的作用，具有可以使排便活动一气呵成的特点，建议有需求的读者朋友可以试用一下。

四、操作寻便的常用方法

所谓"操作寻便法"，是用手指在肛门外围的敏感部位上实施相关动作，促使便意产生的方法，适用于便意淡漠者。特别是粪便已经抵在肛门，却只因缺乏便意与动力而无法排便的患者，可以通过对敏感部位进行按弹动作，以此来刺激直肠壁内的压力感受器，引发便意。

1.排秘点按弹寻便法

【动作要领】操作时要用指腹按弹，按下之后稍作停顿，然后快速抬起，要避免手指与皮肤之间产生摩擦。

【寻便方法】将右手（或左手）中指指腹固着于同侧排秘点上，向下慢慢按下去，稍停约 1 秒钟，然后快速抬起来，要形成明显的反弹效果（图 2-65）。

【作用原理】动作有望刺激直肠壁内的压力感受器而引发便意。可以用同样的方法按弹左侧排秘点，或左右交替操作来寻便。

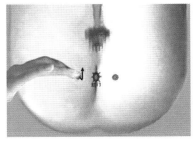

图 2-65 排秘点按弹寻便法

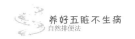

【适用场景】主要用于寻便。

2. 拨秘点按弹寻便法

【动作要领】操作时，要用指腹按弹，缓缓按下，稍作停顿再快速抬起，要避免手指与皮肤之间产生摩擦。

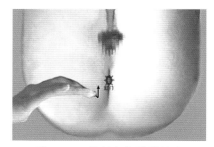

图 2-66　拨秘点按弹寻便法

【寻便方法】将中指指腹固着于同侧拨秘点上，向下慢慢按下去，稍停约 1 秒钟，然后快速抬起（图 2-66）。

【作用原理】作用原理与"排秘点按弹寻便法"相同。

【适用场景】主要用于寻便。

五、如何催便

人们大多是在便秘的症状渐渐加重之后，才开始关心自己的排便问题。如果大家从小开始就采用自然排便法排便，好好养护自己的肠道，健康、平安、长寿的目标自然就能更近一步。

"催便"是"寻便"的另一种称谓，也就是在两次排便中间的"排便不应期"中进行寻便的动作。

（一）二次排便与排便不应期

1. 什么是二次排便

所谓"二次排便"，是指人们的排便活动要分为前后两次进行的现象，即当一次排便完成之后，排便的活动并没有完全结束，还需要等待剩余的粪便进入直肠，再次出现便意后才能进行第二次排便。经两次排便动作完成之后，排便活动才算完全结束。且如果粪便没有排完，会有残便感而令人不适。

2. 乙状结肠的阻碍

乙状结肠位于降结肠之后，走向大起大落，其首段回转向上，与降结肠的最低部位形成了曲度较大的弯道，其形状如同"乙"字，因此被称为"乙状结肠"（图 2-67）。乙状结肠弯曲多，弯度大，给粪便排出带来阻碍。

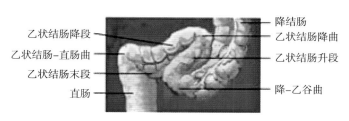

乙状结肠降段　　　　　　　　　　　　　降结肠
　　　　　　　　　　　　　　　　　乙状结肠降曲
乙状结肠-直肠曲　　　　　　　　　　乙状结肠升段
乙状结肠末段
直肠　　　　　　　　　　　　　　　　　降-乙谷曲

图 2-67　乙状结肠形态示意图

3. 两个"便仓"与"排便不应期"

乙状结肠上下起伏，有点形似弯曲的下水管道，弯曲的部位常常会藏污纳垢，所以，乙状结肠自然也有容易滞留和贮存粪便的部位（图 2-68）。一处在乙状结肠微微上升要进入直肠的地方，我们把这个地方称为"第一便仓"；一处在降结肠与乙状结肠相接的部位，我们把这个地方称为"第二便仓"。

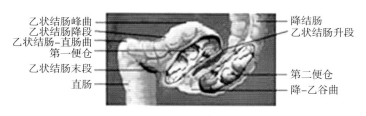

乙状结肠峰曲　　　　　　　　　　　　降结肠
乙状结肠降段
乙状结肠-直肠曲　　　　　　　　　乙状结肠升段
第一便仓
乙状结肠末段
直肠　　　　　　　　　　　　　　　第二便仓
　　　　　　　　　　　　　　　　　降-乙谷曲

图 2-68　两个便仓示意图

粪便经过两个便仓时的移动过程有先后，排便时，首先排出的是第一便仓的粪便，第二便仓的粪便需要经过一段时间才能通过第一便仓到达直肠。我们称这段间隔时间为"排便不应期"，部分人需要耐心等待二次便意的来临。

由于每个人结肠的生理状态各有不同，排便不应期的长短也大不相同，少则数分钟，多则数十分钟。粪便在这两个"便仓"部位滞留的期间，由于水分不断被吸收，形成半固体样的便块，使健康人排出的粪便呈两条"香蕉形"的便块。

4. 长时间蹲厕不利于内脏健康

从排便开始到排便结束，全过程所需要的时间，我们称之为"便程"。由

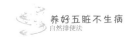

于人们两次排便的时间间隔有长有短，致使大家的便程也长短不一。大多数的朋友，觉得自己便程过长但是无计可施，于是常用看报纸、玩手机等方式来消磨时间，殊不知长时间蹲厕其实是一种影响自身健康的行为。长时间蹲厕所，只会让便程越来越长，且可能为引发各种肛肠疾病埋下隐患。

蹲厕时，会阴部放松，肛垫失去支撑并向外凸出，时间一长就会造成静脉丛充血甚至肿胀，容易因此而引发脱肛、痔疮、肛裂等各种肛肠疾病。

5."用力挤压催便"同样很危险

许多朋友常常出于各种原因，需要尽快结束排便，于是在排便不应期错误地采用了挤压腹部催便的方法，试图缩短排便不应期，加快排便速度。其实这也是一种极其危险的行为，不仅会严重损伤五脏六腑，且易导致卫生间猝死等意外发生。另外，催便的效果也值得商榷。

（二）怎样实施催便

催便的方法和要领与"寻便"一样，也是通过相关动作促进肠道蠕动，特别是促进结肠的集团蠕动，将粪便引入直肠，进而实现催便效果，因此边排便边催便是个不错的选择。在排便时，大肠处于"准动作状态"，对于能够影响肠道的动作比较敏感，我们可以将排便与催便动作结合在一起，让便意持续不断，不仅催便容易成功，而且有望加快排便速度，缩短便程，并且有益于促进肠道健康。

1. 重在引导持续性便意

排便时，尽量不要让便意间断，因为便意是结肠剧烈蠕动的感觉和标志，只有结肠剧烈蠕动，才会实现催便的效果。要通过相关动作，尽量使便意一直持续到排便结束。

2. 催便方法与寻便相同

催便的方法技巧，与"寻便"完全相同，有所不同的是时间点："寻便"是在排便之前，"催便"是在两次排便之间进行的再次寻便。催便的动作和方法，请参照前文的"寻便方法"，此处不再赘述。

以上我们介绍了各种排便方法、寻便方法与催便方法，如何将这些方法系统地组织到一起，熟练运用起来，使自己的排便活动能够顺畅自如、随心所欲，才是实施自然排便法的关键所在。这里给大家的建议是：仔细阅读，多多练习，准确把握，灵活应用。

第四节　5分钟排便方法

"5分钟排便法"是一种快捷的排便方式，人们有便意时可以排便，没有便意时通过寻求便意的方法也能实现5分钟排便。

一、有无便意都可实现排便

（一）有便意排便

正常的人群（以年轻人居多），一般排便时都有便意，排便也有规律。健康人群只要掌握1～2项简单的"运动排便方法"的技巧实施排便，来取代用力挤压的排便方式即可。

方法是：每当出现便意而进行排便时，只需采用"提肩努纳"（动作详见第66页）、"拔提直肠区"（动作详见第56页）、"交替扭髋"（动作详见第65页）、"抻拔左下腹"（动作详见第57页）、"抻拔右下腹"（动作详见第58页）、"拔提左肩"（动作详见第64页）等动作排便方法，任选其一，使粪便顺畅排出即可。

（二）寻求排便（无便意排便）

当人们需要排便时，常常因为没有便意，或者便意淡漠，往往无法实施排便。通过"寻求排便"的方法，可以让人们在没有便意时也能实施排便活动，既可以改善排便不规律的情况，也可以逐渐摆脱便秘的困扰。"寻求排便"，对于罹患便秘的人群具有重要意义，既有望寻求便意排便，又可以改善肠道供血，有益于便秘的康复。建议人们掌握几项寻便方法与排便方法，将

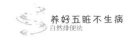

寻便与排便交替进行。

方法是：首先进行寻便，可以采用"十字牵引"（动作详见第 89 页）、"拔抻下腹"（动作详见第 57 页）、"绕脐抻飞"（动作详见第 90 页）、"下腹右抻左串"（动作详见第 91 页）、"慢转结肠"（动作详见第 94 页）、"拨秘点按弹寻便法"（动作详见第 96 页）等方法，任选其中一种寻便动作即可。适当反复操作以寻求便意，当寻得便意之后，即可选择适合的排便方法，如"提肩努纳""抻拔左下腹""拔提左肩""拔提直肠区"等。感到排便困难者，可以采用"拨秘点双侧同步旋动法"等操作排便方法配合来完成排便。

一次排便完成之后，继续寻求便意，当寻得便意之后，仍然沿用前面的方法，将余便排完。要注意的关键点是，要一刻不停地进行寻便与排便交替动作，才能使便程大幅度缩短。

二、5 分钟排便举例

"5 分钟排便法"，是将排便动作与寻便动作结合，不停地交替操作以提升排便效率，尽量缩短排便时间的方法。

"5 分钟排便法"的要领是不等不靠，排便动作与寻便动作交替进行，不停地动作。如果排便时有便意，就采用"排便—寻便—再排便"的组合方式；如果没有便意，或者便意淡漠，可以采用"寻便—排便—再寻便—再排便"的组合方法。

1. 五分钟排便动作的组合方法

自然排便法主要包括寻便、排便、催便三个内容，寻便与催便方法相同，因此排便组合只需要寻便与排便两项内容的组合。寻到便意就进行排便，排便完成之后再继续寻便，出现便意再进行二次排便，让人们的排便活动尽量在 5 分钟之内完成。

排便动作的组合，要按照自身的实际需求来定。人们可以先通过筛选，选择出对于自己最有效的排便、寻便的相关动作，组合成属于自己的排便组合。建议可先从"运动排便方法"之中选择一项最适合自己的排便动作，再在"动作寻便方法"中选择一项对于自己最有效的寻便动作。将两个动作方法结合在一起，就是一个属于自己的排便组合，使用起来既简单又有效。

2. 五分钟排便方法举例

在广大读者中，既有排便正常的人群，也有罹患不同程度便秘的患者。患肛肠疾病的患者和孕妇，因药物、饮食等原因出现排便困难的人群，都可以应用"5 分钟排便法"进行排便。下面先介绍一种简单实用的"提肩努纳排便法"，再列举几个适用于不同人群使用的组合方式，供大家在理解组合要领、熟悉组合方法时参考。

（1）建议选用提肩努纳排便法

此为持续提肩举肋动作下进行前努与后纳的动作。动作分为"左提肩努纳"与"右提肩努纳"，排便时可以两个动作反复交替进行，进而将粪便排出。无论是有便意还是无便意，都可以使用此法排便。

【排便方法】①左提肩努纳（动作详见第 66 页）：将腰部挺直，首先将左肩尽量向上拔提到顶，腹肌用力向上举，心口窝尽量向上顶，将腹腔肠管向上拔提起来，右肩尽量下垂，然后将下腹部向前努（鼓肚子），要在努（鼓）到极限处持续 5 秒钟左右，同时关注有没有便感，如果有便感可以多持续几秒钟将粪便排出。然后将下腹部向后收纳（收肚子），要在收纳到底之后持续 5 秒钟左右，同时关注有没有便感，如果有便感可以多持续几秒钟将粪便排出。这样一努一纳为一个回合，可以反复努纳 2 ～ 3 个回合，将粪便排完。②右提肩努纳（动作详见第 68 页）：此动作与"左提肩努纳"方法相同，方向相反。首先将右肩尽量向上拔提到顶，右肋上举配合拔提直肠，左肩尽量下垂，然后将下腹部向前努（鼓肚子），要在努（鼓）到极限处持续 5 秒钟左右。然后将下腹部向后收纳（收肚子），要在收纳到底之后持续 5 秒钟左右。这样一努一纳为一个回合，可以反复努纳 2 ～ 3 个回合，再回到左提肩努纳。两个动作不停地反复交替进行，直到将粪便排完。

【排便原理】向上拔提动作，可以带动乙状结肠后段向上提升并使乙状结肠延展开来，促使乙状结肠之中贮存的粪便向下移动。施以前后努纳动作，可以促进不同位置的粪便加快移动，顺畅排出。

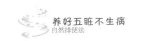

【操作提示】采用左提肩努纳与右提肩努纳不停地交替进行，既可排便又能催便，促使便意连绵不断，有望大幅度缩短便程，使两次排便在5分钟之内一次完成。

【适用场景】本组合适合健康人群、儿童、学生、中老年人及多数便秘患者排便时使用。

（2）提肩努纳配合慢转结肠寻求排便方法

每当人们需要排便却没有便意时，可以采用"先寻求便意再排便"的方法。

【排便方法】①慢转结肠（动作详见第94页）16～32圈，以使肠道功能给力，容易引发便意。②左提肩努纳（动作详见第66页）做3个回合，在努纳动作中留意有无便感出现。③右提肩努纳（动作详见第68页）做3个回合，在努纳动作中留意有无便感出现。每当出现便感时，将动作多持续几秒钟，促使便感增强并实现排便。如果仍然没有便感，就再将慢转结肠从头开始交替进行，直到出现便感并排完粪便。

【排便原理】慢转结肠可以使肠道功能给力，容易引发便意。提肩努纳左右交替以使乙状结肠延展开来，并施以前后努纳动作，可以促进不同位置的粪便加快移动，引发便感并且顺畅排出。

【操作提示】慢转结肠要缓慢而有力度，以肠道有温热感为佳，旋转圈数视需要而定。左提肩努纳与右提肩努纳动作要到位，交替进行，以促使便感连绵不断为佳，使两次排便在5分钟之内一次完成。

扫码看视频

5分钟排便法

【适用场景】本组合适合健康人群、儿童、学生、中老年人及多数便秘患者排便时使用。

（3）有便意排便组合

"有便意排便"，是指出现便意时的正常排便活动。可以选择一个适合自己的排便动作，加上一个既可用于排便又兼有寻便功效的动作，两者交替操作，以缩短便程。

【组合举例】由排便动作"拔提直肠区"与"左右扭髋"两个动作组合，适合于有便意排便。

【排便方法】拢住心口窝，挺胸直腰，首先拔提直肠区（动作详见第56页），双手撑膝向上拔提肛部，心口窝尽量向上提起，同时开始左右扭髋（动作详见第71页），向右扭时呼气，腰部可以随之右扭，向左扭髋时吸气，腰部可以随之左扭。拔提与扭髋动作都要做到底、做到位，动作可以交替但不要停止，直到排便结束。

【操作配合】如果偶尔遇到因为长时间憋便等原因，导致粪便过于干硬，感到排便很困难时，可以配合"拔秘点双侧同步旋动法"（动作详见第80页）或"排秘点两侧抻拨法"（动作详见第78页），将干硬便头排出之后，继续采用拔提直肠区与左右扭髋的方法，将余便排完。

【排便原理】拔提可以提升直肠，防止直肠下挫而形成排便通道；扭髋则主要在于扭动肛管，改变直－肛曲角度与状态，引导粪便排出。两个动作合起来，还有一定的催便效果，有望使人们在5分钟之内完成排便。

【操作提示】①本法简单有效，适合大多数人使用。只要能够掌握技巧并顺畅排便，此法可以受用一生，并有益于一生健康。②患有肛肠疾病的患者，请注意同时保护病灶。

【适用场景】本组合适合健康人群，以及轻度与中度便秘人群在有便意排便时使用。

（4）寻求排便组合

"寻求排便"，即通过寻求便意来实现排便的过程。人们在需要排便的时候如果没有便意，就可以通过寻求便意来实现排便。

【组合举例】由动作排便法"抻拨左下腹""抻拨右下腹"与动作寻便法"慢转结肠"组合而成。

【排便方法】①寻便：采用"慢转结肠"（动作详见第94页）转动8圈，"抻拨左下腹"（动作详见第57页）动作2次，"抻拨右下腹"（动作详见第58页）动作2次，反复交替操作寻便。②排便：当出现便意时，采用"抻拨左下腹"与"抻拨右下腹"，左右交替，完成一次排便。③催便：第一次排便结束后，立即采用"慢转结肠"与"抻拨左下腹"再次进行催便。动作可以稍慢一些，但要扎实、稍有力度，反复交替操作，直到便意再次出现。④二次排便：便意再次出现后，立即采用"抻拨左下腹"与"抻拨右下腹"交替进

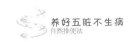
行排便，直到余便排完。

【适用场景】本组合适用于无便意排便，可以在人们需要进行排便但无便意，或者便意淡漠时应用。此法适合正常人群及轻、中度便秘患者使用。

（5）排便困难人群怎样寻求与加速排便

排便困难的人群主要有缺乏便意与排便动力不足的表现，需要通过有效的寻便动作，来寻求便意并促进排便。

【组合举例】由操作寻便方法"排秘点按弹寻便法"、运动排便方法"左右拔提"与操作排便方法"拨秘点单侧旋动法"三个动作相互配合而组成的排便方法。

【排便方法】①寻便：采用"排秘点按弹寻便法"（动作详见第95页），反复按弹寻便，同时配合"拔提左肩"（动作详见第64页）与"拔提右肩"（动作详见第64页），两个动作反复交替操作，以助寻便和增强便意。②排便：当出现便意时，即可采用拔提左肩，配合"右侧拨秘点单侧旋动法"，两个动作同时进行，将粪便排出。如果粪便没有完全排尽，就换成"拔提右肩"，配合"左侧拨秘点单侧旋动法"（动作详见第80页）继续进行排便，将粪便排尽。③催便：一次排便结束后，立即选择"拔提左肩"与"拔提右肩"交替催便。④二次排便：便意出现后，即可采用"拔提左肩"与"拔提右肩"进行排便，直到余便排完。

【操作提示】坐着排便时，要挺胸坐直，左手撑住膝部，为拔提左肩助力。蹲姿排便时，则以双手扣住两膝，撑肩助力，协助增强抻拔的动作力度。拔提左肩时，要将左肩向上撑到顶，右肋缘向左收到极限，左臂上撑力挺左肩，协助心口窝尽量向上拔提，同时用右手中指在右侧拨秘点进行单侧旋动，反复旋动将粪便排出。呼吸要自然，不能憋气。如果换成"拔提右肩"，则动作方向相反。

【适用场景】本组合适用于重症功能性便秘及直肠壁内压力感受器敏感度减弱导致便意淡漠的情况，以及排便动力不足、粪便已经抵达肛门却无法实现排便的情况，适合重度排便困难的人群使用。

以上列举的方法，只是用以说明5分钟排便方法的组合要领，大家可以将其作为参考，依照要领另行组成一个适合自己的组合。

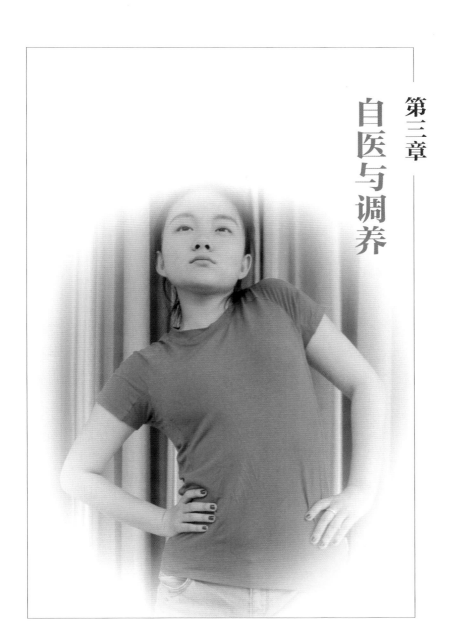

第三章

自医与调养

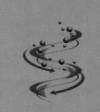

采用自然排便法排便的同时，对于相关疾病有良好的自医功效，对于内脏器官的健康具有调养效果，简要阐述如下：

自医与调养是人类预防与治疗疾病，实现健康长寿不可或缺的重要手段。"自医"是指针对疾病进行的自我医疗，"调养"是指对相关内脏器官的调理与养护。自然排便法是一种既可以用来排便又能够用于自医与调养某些疾病的方法。要说清楚"自然排便法为何可以防治疾病"这个问题，首先须客观了解人类内脏频发疾病的根源所在，以便从中领悟康复之道。只有知其道者，才能法于阴阳，从病根着手，采用适当的方法，从而和于术数，让患者有望摆脱疾病的困扰。

第一节　摆脱便秘靠自医

关于便秘的病因，诸多相关文献早有精辟论述。我们在这些已知病因的基础上，将导致便秘的相关因素，补充归纳为引发便秘的"潜在病因"，并根据其性质，分为自然因素与自身因素两类，简要探讨如下，可供读者朋友参考。

> 阴阳者，天地之道也，万物之纲纪，变化之父母，生杀之本始，神明之府也，治病必求于本。

自然排便法的排便过程，也是疏通内脏气血的自医与调养过程，对于许多与供血不足有关的内脏疾病具有独到的自医与调养功效。虽然内脏疾病的种类繁多，但患病根源多与供血不足有关。自然排便法具有疏通内脏气血、促进脏腑功能的作用，有助于各种内脏疾病的康复。要做到"治病必求于本"，首先需要找到患病的根源，引发便秘的根源在于人类体内先天存在的

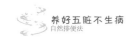

"自然因素",加上人们不良的行为习惯产生的"自身因素"的相互作用。

一、诱发便秘的自然因素

1. 何谓自然因素

便秘,算是一种比较独特的症状,人们患有便秘的概率很高,据文献记载,我国约有将近 60% 的人罹患便秘,中老年人居多。便秘的症状常常会随着人们年龄的增长而加重,其常见性与危害性非同一般。其发病原因,可能与人类体内存在的自然因素有关。

所谓"自然因素",与人体的生理结构相关,有可能会阻碍粪便的移动与排出,为人们罹患便秘埋下先天隐患,成为人类罹患便秘的内在因素。这类因素可能成为便秘的患病率居高不下且难以治愈的原因之一,困扰着人们的健康与生活。

2. 吊挂着的消化道

人类将躯体直立起来,使消化道只能依靠腹膜形成的网膜、系膜和韧带来固定,基本是处于被挂在后腹壁上的状态,如同吊挂在悬崖上一般(图3-1)。在肠道自身重量(含内容物)与地心引力的作用下,光滑又颇有重量的肠道想要坚持停留在原处可以说是很困难的,纷纷离开自己应在的位置而去挤占下面脏器的空间就成为了常态。消化道在这样的情况下所形成的相互挤压的状态,就会阻碍肠道中粪便的运行。这样既容易导致部分消化道脱垂(如胃下垂、直肠脱出等),也会让排便变得很费劲。食糜在垂直走向的消化道中移动时其实并不能"直下",而是需要随着消化道的弯曲起伏而"踌躇不前"。

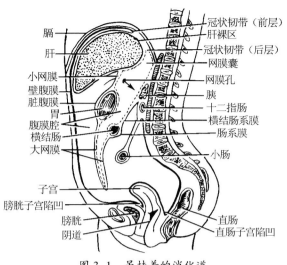

图 3-1　吊挂着的消化道

3. 乙状结肠阻碍粪便移动

　　大肠在腹腔里呈直立起来的"门"字形走向，食物残渣在升结肠中要垂直向上走，自然需要一定的升力。而从降结肠末段到乙状结肠的肠道，粪便还要沿着"乙"字形肠道绕个弯，有点像坐"过山车"一样，而乙状结肠在盆腔内几乎是呈镶嵌状态一般，使肠管的伸展性受到严格限制，让乙状结肠

中的粪便"步履艰难"，于是粪便就很容易被阻隔在这一段，成为储存粪便的部位，人们常常可在左下腹扣及有粪便聚集于此（图 3-2）。一般情况下，从口腔处起，咀嚼后的食物被咽下并运送到大肠处，粗略估算需要 7～12 个小时，而人们排便一般要间隔 24 小时甚至更长时间，说明粪便在乙状结肠内要滞留 12 小时以上。在这段滞留的时间里，水分会被过度吸收，使得粪便比较干硬，这也是导致人类排便困难的因素之一。

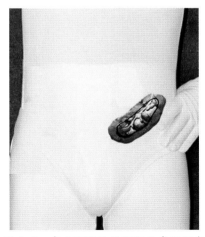

图 3-2　在左下腹时而可扣及粪便形态

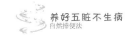

4.肛部"别劲"状态使人排便困难

人类将躯体直立时，肠道随躯体直立起来了，而下肢与臀部仍然保持着原来的状态，使固定在臀部的肛管与直肠之间产生了一个不小的屈曲，本书中称为"直－肛屈曲"（以下简称"直－肛曲"，见图3–3）。直－肛曲在人们的肛门部位，构成了一个比较容易让人在排便时"较劲"的位置。比较干硬的粪便很容易阻隔于此，给不少人排便时增添了障碍，造成了排便困难。

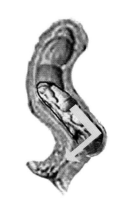

图3–3　直－肛曲

由此可见，直立行走给人类带来的肛部"别劲"状态是埋在人们体内并引发便秘的一种隐患，容易导致先天性排便困难，阻碍粪便排出，成为罹患便秘的病因。人们迫切需要采用有效的方法来化解这种肛部"别劲"的状态，从根本上摆脱这种自然因素所带来的困扰。

5.直立位阻碍肠道血液循环

人类直立行走，躯体与地面垂直，让自身的内脏器官上下堆积起来，使自己的胸腔压迫自己的腹腔。同时，在这种直立体位下，咽、食管与直肠部分是上下垂直的，但消化道的其余组成部分则是被吊挂在后腹壁上，整体堆积于一个坛子形状的腹腔之中的。上挤下压的腹腔环境导致肠道经常处于一种供血不太充足的状态，容易促使大量的肠细胞进入休眠状态，使人们的消化和排泄功能逐渐变弱，容易罹患功能性便秘等疾病。

二、引发便秘的自身因素

所谓"自身因素"，是指人们日常生活中的某些行为习惯，可能引发并加重便秘的人为因素。主要包括用力挤压式排便、经常憋便、不良的饮食习惯（食用某些食物、药物而引发）等。此外，久坐也容易引起人们排便困难，并诱发便秘。诸如此类的这些自身因素，不仅可能会诱发便秘，还可能会不断推动便秘症状的发展。

人类的内脏结构虽然存在着瑕疵，但这些缺点并不能使便秘成为必然会罹患的疾病。许多内脏疾病多是因为人们长年累月保持不良的行为习惯而引发的，尤其是便秘与肛肠疾病，引发这些疾病的根源就是用力挤压式排便。

1.用力挤压式排便推动肛部"别劲"

人类排便时"别劲"的根源来自于直肠与肛管的"弯道"连接，粪便需要转过弯来才能进入肛管，然后排出体外。用力挤压式排便采用的是向下挤压的方式，用力越大，弯道就会被拉伸得越大，会给排便带来更大的阻力。

每当人们用力挤压式排便时，其强大的鼓胀力裹挟着粪便，直逼直肠壶腹，日复一日地冲击着牵系肠道的韧带、系膜和直肠壶腹部的肠道组织，使直肠壶腹部逐渐松弛、延展而不断向前下方膨隆，让直肠壶腹底部不断向下延伸，导致"直肠下展"。当下挫的直肠底部明显低于肛管位置时，会促使粪便前端与肛管的走向错开，形成一种"不对口"的"别劲"状态（图3-4）。这种情况出现后，比较干硬的粪便将更难以转过弯来，进而导致排便受阻。这种肛门"别劲"是造成排便困难的主要原因之一。可见，用力挤压式排便是罹患便秘的推手。

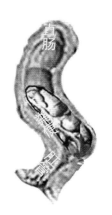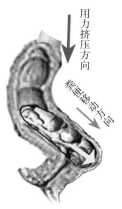

用力挤压之前　　　　用力挤压排便时肛部
肛部有"别劲"　　　　　"别劲"加剧

图3-4　用力挤压式排便推动肛部"别劲"

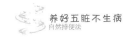

2. 用力挤压式排便改变直肠形态

人到中年以后，排便越来越费劲，会感到便秘的症状一天天加重起来，是因为"直-肛曲"在日复一日用力挤压式排便的冲击下，角度逐渐向锐角的方向发展，直肠壶腹日渐下挫，促使肛部"别劲"现象越来越严重，使排便阻力不断增大，并随着人们年龄的增长而不断加剧。

人类在幼年时期，直-肛曲的角度比较平缓（图3-5a），直肠底部高于肛管，所形成的阻力较小，排便也比较顺畅一些。

随着人们年龄的增长，用力排便使直肠壶腹逐渐向下延展，致使排便时而困难，便秘症状也会日益显现（图3-5b）。

人到老年，肛部"别劲"的现象会日趋严重，排便会更加困难，迫使人们必须加大挤压的力度，用力持续的时间也更长，直肠下展的程度也会逐渐加重（图3-5c）。由此可见，用力挤压式排便是引发便秘的最大推手。

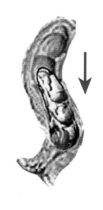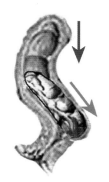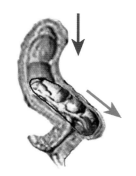

a. 幼年时期肛部　　　　b. 青壮年时期肛部明显　　c. 老年时期直肠不断前突，
"别劲"轻微　　　　　"别劲"，排便比较困难　　　　排便愈加困难

图3-5　用力挤压式排便改变直肠形态

3. 用力挤压式排便容易造成"直肠前突综合征"

用力挤压式排便用力过猛时，会驱使干硬的便块强力冲击直肠壶腹底部，使直肠底部的肠道松弛变形，形成直肠前突。前突轻微者，一般不影响排便。但是，用力挤压式排便时的不断冲击，只会使前突变得越来越重，一旦达到一定程度，就可能诊断为"直肠前突综合征"。
在这种情况下，一旦遇到干硬粪便时，突出部位
会将粪便牢牢兜住，难以排出，从而罹患直肠前
突型便秘（以有孕产史的妇女较为多见）。直肠
指诊时，可在肛管上方的直肠前壁处，触及一个
突向前方且有薄弱感的凹陷部位，这就是直肠前
突的病灶。粪便进入这样的凹陷部位就如同进入
了兜囊（图3-6），临床上常表现为排便次数增
多、有下坠感、会阴部沉重感。每当人们排便
时，会有一部分粪便被挤入前突形成的囊袋之

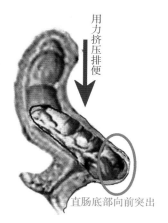

用力挤压排便

直肠底部向前突出

图3-6　直肠前突综合征

中，停止排便时，残留在囊袋之中的粪便，又由直肠前突的囊袋返回直肠腔
内，进而使患者产生排便不尽感。此时人们无论如何奋力努挣，都难以将这
一点点残便排出。

　　无论是"直肠下展"还是"直肠前突综合征"，都属于比较严重的直肠损
伤症状。一旦人们坚持用用力挤压的方式排便，损伤往往会愈加严重，难以
好转。

　　4. 用力挤压排便导致肠缺血

　　每当人们用力挤压排便时，强大的"鼓胀力"会让肠道加重相互挤压，
容易使肠细胞供血不足。肠道缺血是由于动脉灌注受阻，静脉回流阻塞，或
灌注不足，微循环不能畅通引起的。肠道缺血会严重危害健康，轻者影响肠
道功能，重者引发肠坏死，甚至危及生命。

　　三、憋便可能成为导致便秘的一种诱因

　　便意是人们实现排便的先决条件，而经常憋便的人们，会屡屡挑战自己
的生理性便意反射的感觉阈值，导致便意淡漠。严重的时候，甚至会发生粪
便已抵肛门，只因缺乏便意而不能实现排便的情况。

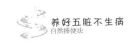
1. 憋便是人生的正常需要

在某些情况下，环境不允许，或者出于某些客观原因，有时人们即便有了便意，也不能立即去厕所，需要憋上一阵子，我们称之为憋便。憋便是人们日常生活与工作中的一种正常需求，几乎每个人都有过憋便的情况。比如因为开会脱不开身，或是所处的环境不允许，反正每个人总会碰上那么一两次需要我们憋一下的状况。憋便虽然是一种正常需求，但如果经常长时间的憋便，就会对健康不利。

2. 经常憋便过久容易导致便意淡漠

憋便时，人们会尽力收紧肛门，使外括约肌持续处于收缩状态，往往几分钟后就能使排便反射减弱甚至消失，从而实现憋便的效果。

但是，人们如果对便意经常予以制止，就容易使直肠渐渐地对粪便的机械扩张刺激失去正常的敏感性，即引起便意的感觉阈值升高，导致便意淡漠。再者，粪便在大肠内停留的时间如果过久，粪便中的水分就会被过多地吸收而变得干硬，引起排便困难，这也是产生功能性便秘最常见的原因之一。

3. 粪便滞留过久有害健康

如果经常憋大便，会对肠道蠕动与肠液分泌功能产生抑制作用，导致排便动力减弱、肠道干涩，甚至造成肠道功能衰退而诱发某些消化系统疾病。

总结起来，憋便常见的危害有以下几点：

（1）容易引发功能性便秘

经常憋便容易导致肠道蠕动功能减退、排便反射迟缓、便感淡漠，致使粪便在肠道停留时间变长，粪便中的水分被过度吸收，造成大便干燥。一旦形成干燥、坚硬、粗糙的便块，更会使整个排便过程变得困难而漫长。据悉，许多患有习惯性便秘的患者，都有经常憋大便的习惯。

（2）憋便容易引发肛肠疾病

经常憋大便容易引发痔疮、肛裂等肛肠疾病。憋便时肛管周围的括约肌处于持续性收缩的状态，会影响局部循环，持续时间过久还会引起局部充血。这种情况下，一旦遭遇干硬的便块，用力挤压式排便时就容易引发肛肠疾病。肛肠疾病的患者如果经常憋大便，不仅会使排便变得更加痛苦，便程更加漫长，还会使损伤变得更加严重。

（3）粪便滞留过程中会产生有害物质

在细菌的分解作用下，粪便在肠道内长时间滞留时，就会出现异常发酵，产生许多有毒有害的物质，容易被肠道吸收而损害健康。粪便在结肠内停留时间过长，其间的各种代谢产物，如细胞死亡裂解释放的物质、结肠内的发酵产物、腐败产物等，会持续发酵，致使结肠内积聚较多的有害物质，如乳酸、乙酸、琥珀酸、氨、吲哚、硫化氢、粪臭素、挥发性胺、挥发性脂肪酸等。这些有害物质被结肠吸收后，就需要经肝脏代谢来"解毒"。而当有害物质过多时，就会进入血液循环，散布于全身各脏器，对脑神经系统造成伤害，可损伤皮肤引起色素沉着、雀斑、黄褐斑等，甚至还可能影响性功能。经常憋大便，会使人体的重要器官受累而发病。粪便中的吲哚、胆酸、类固醇等物质有致癌作用，如果长时间滞留在肠道内，就有可能会刺激肠黏膜和肛管上皮的异常增生，严重时会导致肛管直肠癌等恶性肿瘤的发病率增加。

（4）孕妇与产妇不应长时间憋大便

如果让粪便长时间滞留体内，不仅会影响孕妇和产妇的健康，容易引发各种肛肠疾病，肠内异常发酵产生的有毒物质还会通过血液、乳液，影响胎儿和婴儿的健康。

四、便秘是两种因素相互作用的结果

自然因素是无法改变的客观现实，自身因素则通常为人们日常的不良行为习惯。有缺陷的自然因素与不良的自身因素二者相互作用，导致了便秘的发生与发展。

1. 自然因素埋下先天隐患

由于腹腔之中大肠弯曲起伏的构造会影响粪便运行，所以容易形成干硬粪便且难以排出，加上肛部"别劲"的状态，使得干硬粪便的排出变得更加困难，弯曲的肠道结构给人类罹患便秘埋下了极大的隐患。

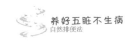

2. 自身因素诱发便秘

许多自身因素也会不同程度地影响粪便在体内的运行，可能会导致粪便更加干硬，进而增加粪便排出的难度。在自身因素之中，影响最大的应该就是用力挤压排便，这种排便方式才是不断改变直肠形态、加重肛部"别劲"、引发便秘并使病情不断发展的关键性因素。

3. 两种诱因相互叠加

自然因素虽然给顺畅排便设置了层层阻碍，但并不是引发便秘的必然因素。只有不但不采取任何措施来缓解，反而频频使用用力挤压式排便的方法，这两种诱因相互促进，才会促使肠缺血，危害肠细胞，不断加重肛部"别劲"的状态，最终罹患便秘。两种负面因素叠加，导致了最后出现令人不愉快的结果。如果没有自然因素所设置的阻碍，只是采用了用力挤压式排便的方法（如诸多的哺乳动物），并不会罹患便秘。同理，如果只有自然因素所设的限制，而不使用用力挤压排便的方法，也难以罹患便秘。据此，人们完全可以在平时的日常生活中采用能够化解肛部"别劲"等不良状况的方法（如采用自然排便法），预防便秘等疾病。

第二节　自然排便法是便秘克星

一、让便秘不治自愈

1. 远离便秘困扰

自然排便法从开始应用起，至今已有 14 年的历史了。通过众多读者多年的实践发现，采用自然排便法排便，不仅能够摆脱便秘的困扰，还可以让健康人群预防便秘等疾病的发生，堪称"便秘克星"。如果自然排便法能被更加广泛地应用，就有望使更多的人从此远离便秘的困扰。

2. 针对便秘根源

自然排便法之所以被称作"便秘克星"，是因为这种排便法能够直接针对便秘的病因。从上文的总结中我们已经知道，人们之所以容易罹患便秘，是先天存在的肛部"别劲"等自然因素与用力挤压排便等自身因素相互叠加的结果，并且这些因素会导致便秘的症状日益加重。自然排便法既可以克服肛部"别劲"的状态，不断改善肠道功能，还同时替代了传统的用力挤压式排便方法，实在是一举三得。全面针对便秘病因，可谓是人类摆脱便秘困扰、促进内脏健康的有效自医方法。

二、不一样的改变

1. 变有害为有益

人类将躯体直立起来时，已将五脏六腑置于一个压抑的环境中，使脏腑气血难以通畅，影响了内脏健康。如果再加上如厕时频频用力向下挤压内脏，两种危害叠加，必然会严重影响自身健康。自然排便法将内脏向上提拔，不仅能够克服肛部"别劲"，让粪便自然滑出，还能有效缓解腹腔内压抑的生理环境。人们如果采用自然排便法来替代传统的用力挤压式排便方法，便可以变有害为有益。

2. 变"鼓胀力"为"负压力"

传统的排便方法是用力挤压，让这个挤压过程中形成的"鼓胀力"将粪便排挤出去。如果人们采用自然排便法排便，像拔抻之类的动作能够大幅度扩展腹腔容积，让腹压大幅度下降，甚至可能形成腹腔"负压"。

3. 变压抑为舒展

直立行走使人类腹腔经常处在压抑的状态，气血运行总是不够通畅。自然排便法的拔抻动作将内脏器官向上提升起来，让腹腔环境宽松且舒展，使五脏六腑气血畅通，肠道供血充足，有利于唤醒休眠的细胞，逐渐恢复各项

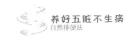
生理功能。

4. 变减退为增强

用力挤压式排便与自然排便法两种不同的排便方式，对于内脏功能有截然不同的影响。用力挤压内脏，会阻碍内脏气血运行，使诸多内脏器官的生理功能受到不良影响。向上拔提内脏则可使五脏六腑得到舒展，疏通脏腑气血而使功能逐步恢复，对五脏六腑生理功能的改善都是有益的。

第三节　标本兼顾康复便秘

据相关研究统计，我国有将近60%的人罹患便秘，在中老年人群之中，86%的人患有不同程度的功能性便秘。

一、摆脱便秘的基础理念

（一）便秘的医学分类

出于治疗目的，中医学与现代医学，都将便秘进行了必要的分类，以便采用不同的方法来进行治疗。

1. 中医学的分类

中医学历史悠久，并且至今还在不断地发展。因此对于便秘的论述，就更加充分和详细。由于在几千年来的发展进程中门派林立，各派系对于便秘都有独特见解，分类方法也不尽相同。为了简便论述，根据病因病机分类，这里主要介绍四种便秘：热秘、气秘、血秘、寒秘。

（1）热秘

热秘，指燥热内结导致的便秘。表现为粪便干燥坚硬，常伴有腹部胀满、口干口臭的症状。

（2）气秘

气秘，指气机郁滞或气虚导致的便秘。表现为排便困难，排便次数减少且无规律，时而伴有排便不尽感，常与肠道生理功能减退有关。

（3）血秘（血虚秘）

血秘（血虚秘），指阴血不足、肠道失润导致的便秘。表现为血虚而肠道干涩，排便动力不足，便意淡漠，常与腹内血行不畅、气血虚亏有关。

（4）寒秘

寒秘，指伤于阴寒、阳虚不运所致的便秘。表现为大便困难、腹中冷痛，常与他脏疾病有关。

2. 现代医学的分类

现代医学将便秘分为功能性便秘、药源性便秘和器质性便秘三类。

（1）功能性便秘

功能性便秘，老年人的发病率较高，可能为多因素影响，是由肠道生理功能障碍引发的便秘。

（2）器质性便秘

器质性便秘，是由脏器的器质性病变（如消化道疾病、内分泌代谢性疾病等）引起的便秘。

（3）药源性便秘

药源性便秘，顾名思义是因药物副作用引发的便秘，停药后消失，只是一过性的临时现象。

许多朋友喜欢拿自己的状况与医学分类比对，想看看自己属于哪一类便秘。其实这种探讨大可不必，因为医学上的分类，可以说是专门让医生们在临床上对患者的情况进行辨证和分类治疗的。换而言之，这些医学分类方法，是人们求医时医生们需要遵循的准则。而我们自身能够直接化解肛部"别劲"，改善排便方法，可以直捣便秘根源，完全可以不理会这些医学分类。不然很容易就会不知不觉间陷入表面自医，实则仍是求医的过程。尤其在已经确诊的情况下，再来一轮求医的过程，实在是浪费时间，耽误康复。

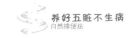

（二）摆脱便秘的要领

功能性便秘的实质，多是由不良的自身因素与体内的自然因素不断叠加，双重影响下加重了肠道的功能障碍所引起。功能障碍的程度不同，排便困难的程度就不同，康复的方法与过程也有区别。

1.功能性便秘的主要表现

①每周排便少于三次。②排便费力。③粪便呈块状或者干燥坚硬。④有时需要采用相关方法帮助才能排便。⑤不服用缓泻药（或选用灌肠的方式），几乎没有软便。⑥时有排便不尽的感觉。

2.功能性便秘轻重程度的划分

不同程度的便秘，需要不同的康复过程与方法。一般情况下，功能性便秘可分为以下四种程度：

（1）轻度

符合以上功能性便秘主要表现的两项者，为轻度便秘。

（2）中度

符合以上功能性便秘主要表现的四项者，为中度便秘。

（3）重度

符合功能性便秘主要表现的六项以上者，为重度便秘。

（4）超重度

以上即是人们普遍认知的三种分类，而笔者认为还可再归纳为一种"超重度"，即功能性便秘的主要表现全部出现且症状顽固者，则属超重度便秘。

3.重在标本兼顾

摆脱便秘需要标本兼顾。治标，是先采用相关治疗方法来化解便秘的各种症状，保障能够尽快正常排便；治本，则重在克服肛门"别劲"与挤压排便的困扰，旨在从根本上摆脱便秘。

（1）便秘的标与本

每种便秘，都表现出许多症状，症状为标。

每种症状的背后，都有发病根源，根源为本。

便秘的标与本，都与自身因素的影响有关，都需要由患者自己来解开自身的"结"。实践证明，摆脱便秘既需要化解关键性的便秘症状，也要重视从根源上阻碍排便的自然因素。

（2）康复重点

水有源树有根，截源则水竭，斩根则树枯，乃"治病必求于本"之理，康复便秘也不例外。由于轻度与中度便秘尚未严重损害肠道功能，只要坚持采用"自然排便法"，即有望摆脱便秘，并可望不再复发。而重度与超重度便秘患者的肠道功能已受到严重损伤，则在坚持采用自然排便法的同时，还需要通过相关动作逐渐恢复肠道功能，标本兼顾，才能尽快摆脱便秘的困扰。

4. 放弃用力排便是康复便秘的保障

用力挤压式的排便方法，一直在危害人们的健康，既是罹患便秘的强力推手，也是摆脱便秘的最大障碍，还是引发各种心脏疾病、肝脏疾病、肺病、肾病、消化系统疾病、泌尿生殖系统疾病的幕后黑手。许多便秘患者都在千方百计地寻求治疗，却根本不见好转，有时反而会越来越严重，其根本原因之一，其实就是因为在日常生活中始终没有放弃用力挤压式排便的习惯。人们常常是一边治疗便秘，同时仍使用用力挤压式排便的方法来加重便秘。犹如抽刀断水，自然不得要领。在罹患便秘的人群之中，绝大多数便秘的症状，都是由挤压式排便的损伤造成的。挤压的力度越大，便秘的症状发展得越快。抛弃用力挤压式排便，是摆脱便秘的关键，用力挤压式排便不除，便秘就可能永远无法康复。

5. 坚持自然排便是摆脱便秘的关键

自然排便法，既可以用来排解便秘的症状，又可以用来康复功能性便秘，还能通过改善内脏血液循环的方式来化解久坐可能引起的各种损伤。

诸多的动作排便方法（特别是拔、抻等排便动作），可直接缓解肛部"别劲"的状态。不仅能够促进自然排便，还可以扩展腹腔容积，降低腹腔压力，改善内脏微循环，提升肠道细胞供血，有利于促进肠道生理功能的恢复。

操作排便法，是用手指触碰相关的敏感部位，主要针对便行不畅与各种排便问题。

寻求便意，也是摆脱便秘困扰的有效方法。许多便秘患者，就是因为便

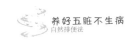

意淡漠而无法实现排便。掌握寻求便意的方法，可以让人们做到无便意排便，从而把握排便主动权。而在生理性便意恢复正常后，就能基本摆脱便秘的症状而趋于康复了，堪称是摆脱便秘的关键步骤之一。

采用自然排便法排便的过程，实际上是一边排便，一边运动肠道，实施肠道按摩与保健运动的过程，是促进便秘康复的有效方法。

6. 改善肠道供血有助于康复

保证肠道细胞的供血充足，可以为摆脱便秘打下良好的基础。

（1）促进肠道生理功能

自然排便法的各种拔、提动作可以大幅度牵动肠道，且与腹腔内脏的生理功能紧密相关。只要采用拔、提等动作，五脏六腑都会随着一起运动，让肠道在拔、提等动作的运动中变化形态，产生机械牵拉的效果，促进肠道平滑肌的兴奋过程，以此改善肠道蠕动功能，促进粪便移动，有望通过促进肠液分泌来润滑肠道，也使粪便不再异常干硬，而让粪便的移动与排出都变得更加顺畅。因此，对于摆脱便秘，适当的运动具有重要的意义。

（2）改善肠道微循环

毛细血管对于环境压力的变化比较敏感，所以我们可以通过自然排便法的相关动作，直接改变腹腔的压力，促使内脏毛细血管舒展或闭合，从而操控并改善肠道微循环。每当我们向上拔提内脏时，腹腔里面的各个脏器会迅速扩容，毛细血管纷纷展开，让新鲜血液大量涌入脏腑深处，全面改善肠道微循环。通过疏通微循环，可以拯救肠道的休眠细胞，促进肠道各项生理功能的恢复。此外，还可能逐渐促使处于休眠状态的肠道神经细胞复苏，恢复其传导反射功能，逐步找回正常的生理性便意。经常疏通肠道微循环，改善肠道细胞供血，也是摆脱便秘的根本方法之一。

7. 好习惯有益于便秘康复

人们为应对便秘，积累了许多行之有效的经验，比如主食不宜过于精细，多吃蔬菜水果，适当多吃一些富含油脂的食物，还有晨起多饮水、适当体力活动、按摩腹部、规律作息、保持心情舒畅、禁食石榴等富含鞣质的食物等诸如此类的知识。

我们采用自然排便法排便时，既可以应对干硬粪便，也有望实施无便意排便，使某些引发便秘的自然因素得以化解。为此，人们可以重新考量一下，以往的这些经验之中，哪些是有益的，哪些是无关的，哪些是不利的，建议如下：

（1）晨起饮水，不仅润肠，也有益内脏健康；适当进行体力劳动和健身活动，可以防止久坐带来的危害；多吃蔬菜、水果、粗粮，增加食物纤维，可防止粪便过于干硬；生活要有规律，并且保持心情舒畅。以上都是摆脱便秘的正常需要，建议尽量为之。

（2）主食是否过于精细，是人们生活习惯的需要，对于摆脱便秘并不重要；按摩腹部，意在促进粪便移动，人们可以用相关的内脏运动方法替代；忌食石榴、柿子，是因为它们的果皮之中富含鞣质，只要不吃皮就行了，但也不能多吃。选用自然排便法时，以上的一些事宜，既可为，也可不为。

此外，有些朋友选择了多吃主食，以使粪便达到"足够的量"，来诱导便意、促进排便的方法，其实是有待斟酌的。毕竟进食的热量过多会造成体重增加，也是遗患无穷。同理，有些朋友选择多吃一些富含油脂的食物，以保证粪便移动顺畅的方法，此也有待商榷。高热量的油脂，常常会给内脏增加代谢负担，带来健康危害。人们可以采用寻求便意等相关方法来促进粪便的移动与排出，而多吃主食与富含油脂食物的方法，大可不为。

二、及时化解各种便秘症状

摆脱便秘，需要从逐一化解便秘的症状做起，将重点放在克服排便周期过长、粪质干硬、肠道干涩、排便困难、便意淡漠等几个主要方面。只要解决各种便秘的症状，让人们不再依赖泻药与灌肠，能够实现每天正常排便，摆脱便秘就指日可待。现将主要症状与应对方法，简介如下：

（一）排便周期长、无规律

【主要症状】排便次数明显减少或无规律，每次排便间隔 3 天以上，或无规律。

【潜在病因】①肠道蠕动功能减退，粪便移动缓慢。②经常憋便，引发功能性减退。③妊娠，胎儿占位。④腹腔有占位性病变。

【应对方法】坚持每天晨起寻便、早饭后寻便，方法如下：

①顺转腹腔（图3-7）：挺胸坐直，将脐部收拢，沿粪便排出路线，顺时针转动腹腔肠道。动作要缓慢而有力，转一圈同时呼气，再转一圈同时吸气，或者自然呼吸，反复转动60圈。

②左右抻拔溜：是在持续抻、拔动作中前后溜动神阙穴的动作方法。动作以胸廓、两肩、腰椎、腰肌与腹肌配合。"向左抻拔溜"的动作分为两步

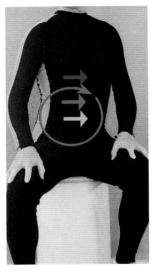

图3-7 顺转腹腔

进行：第一步，拢住心口窝，以腰椎负责沿脐向左抻牵到底，胸廓与左肩负责沿左肋向上拔提到顶。第二步，在保持抻拔动作的状态下，以腹肌配合心口窝，沿神阙穴（脐孔）前后溜动。先向后溜，呼气，再向前溜，吸气（图3-8a）。动作要缓慢而且到位，呼吸要自然并且顺畅。连续做8个往返，之后改为"向右抻拔溜"。

"向右抻拔溜"的动作与"向左抻拔溜"的动作方法相同、方向相反，请参照"向左抻拔溜"的动作自行练习（图3-8b）。

向左和向右抻拔溜两个动作交替进行，动作时不可屏气，超重度便秘患者可反复操作。

【作用原理】通过左右抻拔的动作使腹腔容积得到充分扩展，使肠道气血畅通。前后溜动的动作可以增强抻拔的功效。动作可以牵动肠道上提与横展，引起的机械性刺激有望改善肠道平滑肌生理功能，促使粪便移动，引发便意，实现排便过程，有益于粪便的移动与排出。

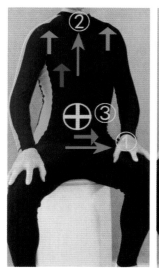 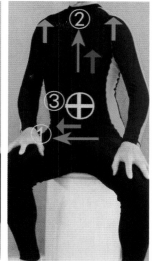

a. 向左抻拔溜　　　　　　b. 向右抻拔溜

图 3-8　左右抻拔溜

（二）粪质干硬、肠道干涩

【主要症状】粪便粗糙、干硬，难以移动与排出。

【潜在病因】①肠液分泌减少，肠内干涩，粪便移动阻力增大。②肠道蠕动功能减退，粪便移动缓慢。

【应对方法】①左右抻拔溜：方法请参照图 3-8 的相关动作。②慢转结肠：请参照相关动作（动作详见第 94 页）。

（三）排便困难

【主要症状】排便乏力，粪便干涩，难以排出。

【潜在病因】①肠道蠕动功能减退。②排便动力不足。③肠液分泌减少。④便意淡漠。

【应对方法】①采用"左右抻拔溜"（图 3-8），促使粪便排出。②采用"拨秘点按弹寻便法"（动作详见第 96 页），增强排便动力，促使粪便排出。

【作用原理】"左右抻拔溜"通过拔、提等动作产生的机械牵拉，促进肠道蠕动功能，将干硬粪便排出，化解排便困难。"拨秘点按弹寻便法"能够促

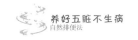
进神经反射功能，增强排便动力，促进肠液分泌。

（四）缺乏便意

【主要症状】缺乏便意，无法实现排便，有时伴有直肠坠胀感。

【潜在病因】经常憋便，致使直肠壁压力感受器感觉阈升高；或者排便时频频过度用力，使消化神经反射迟钝，便意感觉逐渐淡漠。

【应对方法】①采用"下腹右抻左串"（动作详见第91页）寻便。②采用"绕脐抻飞"（动作详见第90页）、"下腹右抻左溜"（动作详见第92页）或"十字牵引"（动作详见第89页）等方法寻便。③采用操作排便方法如"排秘点按弹法"（动作详见第95页）寻求便意。④寻便组合：采用"下腹右抻左串"与"拨秘点按弹法"（动作详见第96页），两个动作各做3次，交替寻便。"拨秘点按拨法"（动作详见第79页）做3次，每次间隔3～5秒钟。"下腹右抻左串"做3次，每次间隔3～5秒钟。两种方法交替进行，直至便意出现，以实现排便。

【操作提示】本法可以反复操作，适用于轻度、中度与重度便秘患者寻求便意使用。

（五）排便不尽感

【主要症状】每次排便之后，仍然有粪便留在肛管的排便不尽的感觉，难以排尽残便或难以摆脱残便感。

【潜在病因】多为直肠壶腹残便不断刺激肠壁引起的一种"残便感"。原因可为经常用力挤压式排便而使直肠下挫，处于低位的一部分粪便残留于直肠壶腹的下突部位（图3-9），让人产生不舒服的残便感。

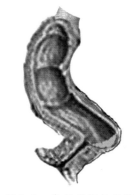

图3-9 粪便残留于直肠
壶腹的下突部位

【应对方法】在排便结束时采用"拔提直肠区"（动作详见第56页），同时配合"右扭髋加力"（动作详见第71页），同时收拢下腹，以将直肠底部尽量提升，配合扭转肛管，促使残便排净，摆脱排便不尽感。

【作用原理】通过拔提直肠区，使直肠位置提升，并由于机械作用促进肠道蠕动，加之扭髋改变直肠与肛管之间的角度与形态，促使残便排出。

（六）塞便

重度便秘的患者，会经常出现"塞便"的症状，严重困扰着患者的生活。如何做到及时而有效地化解塞便症状，是摆脱便秘的重要手段之一。

塞便，是便秘症状之中最凶猛的"拦路虎"，要掌握"伏虎"的方法，才能排解塞便，有望降伏便秘。

所谓"塞便"，是指干硬的便块，塞住了肛门，难以排出。表现为：便块嵌在肛管部，内急坠胀、欲便不出，患者痛苦难当、坐卧不安，让人狼狈不堪、尴尬难耐。吃药、打针、灌肠均无济于事，只好求助于医生用手扣出，而且这种尴尬的情况还会反复出现。

掌握排解塞便的方法，是每个重度便秘患者必须掌握的基本技巧。人们如果能够顺利化解各种塞便症状的话，便秘也就不再可怕了。

1. 塞便的分类

我们可以凭自身感觉，采用既简单又实用的方法，将塞便分为"干硬型便块塞便""颗粒型便块塞便""直－肛曲下突型塞便"三种。

当出现塞便症状时，不必紧张，只需采用排秘点、拨秘点等相关部位操作方法，就可直接将便块排出。患有肛肠疾病的朋友，可同时采用肛前调整点、肛后保护点等的操作方法保护病灶，避免痛苦。

2. 干燥坚硬型便块塞便的排解

【主要症状】粪便干燥、粗大而且坚硬，塞住肛门，是比较常见和普通的塞便现象。时间一久，常常造成肛门处闷胀难忍、痛苦难当的感觉，似乎不管怎样努力，都根本无法排出。有时会伴有腹痛或者内急难忍、肛门胀痛感。一旦排便方法不当，极容易损伤肛部组织而引发各种肛肠疾病，甚至发生卫生间意外。

【潜在病因】粪便干硬与肛门"别劲"，是造成塞便的主要原因。粪便过于干硬，与肠道细胞大量处于休眠状态，致使蠕动功能减退、肠液分泌减少

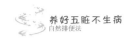

有关。经常憋便引起直肠壁压力感受器反射迟钝，或久坐等多种因素也可导致塞便。

【排解方法】以下为常用的操作方法，可从中任选一种：

①拨秘点单侧旋动法（动作详见第80页），配合"抻拨左下腹"与"抻拨右下腹"交替进行将塞便排出。本法适用于轻度与中度塞便。

②对应点双侧同步换位引牵法（动作详见第81页）反复操作，配合"拔提直肠区"与"左右扭髋"等排便动作将塞便排出。本法适用于重度塞便。

③对应点双侧同步换位抻拨法（动作详见第82页）反复操作，配合"拔提直肠区"与"左右扭髋"等排便动作将塞便排出。本法适用于干硬、粗大便块引发的重度塞便。

④排秘点双侧同步旋动法（动作详见第78页），配合"拔提直肠区"与"左右扭髋"等排便动作将塞便排出。本法适用于重度塞便。

⑤拨秘点双侧同步旋动法（动作详见第80页）反复操作，配合"拔提直肠区"与"左右扭髋"等排便动作将塞便排出。本法适用于中度与重度塞便。

【操作提示】操作时要用指腹，不要过度用力，以免引起肛门周围的皮肤损伤。操作可与运动排便方法相互配合，单手操作可以与"拔提左肩"和"拔提右肩"等排便动作配合。双手操作则需与"拔提直肠区"和"左右扭髋"等排便动作配合，以促使干硬便块错落下行，逐渐排出。

3. 颗粒型便块塞便的排解

【主要症状】"颗粒型便块塞便"是指塞住肛门的便块，是呈颗粒聚集型的硬便。

【潜在病因】多因下腹腔供血不足，肠道持续性缺血，引起盆底痉挛综合征，久坐、坐姿不良者好发此病。由于大肠上下垂直走向的区段持续性受压缺血，引起结肠痉挛性蠕动，或大肠的分节运动异常亢奋，使粪便呈坚硬的颗粒状。

【排解方法】此类便秘，便块虽然坚硬干涩，却是由许多细碎的小颗粒组成。便块一般比较松散，以下方法可以任选一种进行操作，轻轻将颗粒状便块按开、搓碎后排出。

①排秘点按搓法（动作详见第 76 页）：将中指指腹（也可与无名指的指腹一起），固着在同侧排秘点上，轻轻按搓便块，促使便块散解变碎、变小，容易排出。也可左右手交替操作，效果更好。

②排秘点按拨法（动作详见第 76 页）：用中指指腹固着于排秘点，轻轻按拨便块，让便块松散开，粉碎成豆粒状的小颗粒，以便相继排出。也可左右手交替操作，效果更好。

③拨秘点按拨法（动作详见第 79 页）：将右手中指指腹固着于同侧拨秘点上，向前下方斜方向拨送，使便块散开后排出。也可以左右交替，促使便块下移排出，完成排便动作。

④拨秘点单侧旋动法（动作详见第 80 页）：将右手中指与无名指固着在同侧拨秘点上，轻轻旋动，促使便块散解变碎，逐渐下移排出。也可换成左手，以同样方法操作，或者左右交替，促使便块下移排出。

⑤对应点双侧同步换位引牵法（动作详见第 81 页）：遇到难以完全揉碎的便块时，可参考该方法的相关动作与要领，将便块排出。

⑥对应点双侧同步换位抻拨法（动作详见第 82 页）：遇到无法完全揉碎的便块时，可参考该方法的相关动作与要领，将便块排出。

【操作提示】肛周皮肤比较稚嫩，按搓、按拨排秘点时，用力要轻。有时遇到便块较硬、揉拨不开的情况也不要着急，更不要突然使用蛮力。可以换一下角度，也可以换另一只手操作，多种方法交替进行，以获得更好的效果。

4.直肠前突型塞便的排解

"直肠前突"可由用力挤压式排便造成。直肠前突严重者，其突出部位常常会将便块迎头兜住，难以排出。此时需要使粪便脱离突出部位并引入肛管，才能排出。

【主要症状】直肠前突综合征，分为轻度、中度与重度三种。凡是采用挤压式排便的人们，大多数都有不同程度的直肠前突。其中，轻度与中度的直 - 肛曲下突者，基本上不影响排便，常常没有自我感觉。而重度的直肠前突患者，当干硬的粪便到达直肠时，则可能会引起患者的不适，而且排便极度困难。主要症状为腹痛，直肠部位有强烈的下坠感，肛门胀痛难忍，便感

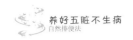

强烈却欲便不出。使用灌肠及泻药反而会使症状加重,患者常有拒绝吃喝、坐卧不宁、寝食难安、精疲力竭的表现。

【潜在病因】由于用力挤压式排便的强力挤压,使干硬粪便的前端不断冲击直肠壶腹,引起直肠下展,使直肠底部向前下方形成凹陷(图3-10)。严重者会造成直肠底部明显突出,突出部位形成"兜囊状凹陷",将干硬的粪便卡在"兜囊"里牢牢兜住。人们越是用力挤压,粪便的头部就卡得越深,无法排出,给患者造成巨大的痛苦。而妊娠期妇女常具备以上发病的条件,故女性患病多于男性。

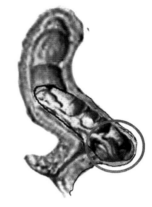

图3-10　直肠前突型塞便

【排解方法】采用"肛前调整点按移法",将便块引入肛管后排出。具体操作步骤:收拢小腹,胸廓展开,心口窝尽量上提,以配合操作。将中指指腹置于肛前调整点(图3-11),慢慢上托、后移,让便块头部滑向肛门,再配合相关排便方法,将粪便排出(图3-12)。

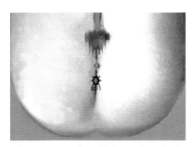

图3-11　肛前调整点位置示意图

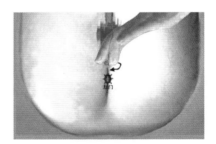

图3-12　肛前调整点按移法

【操作提示】要用指腹操作,动作轻柔缓和,避免局部皮肤损伤。便块顺利排出肛门之后,可以采用拔提左肩或拔提右肩等运动排便方法,将粪便排出。

(七)药物性便秘

【潜在病因】服用具有引发便秘副作用的药物,而导致了便秘症状。据文

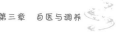

献记载，下列药物具有抑制肠蠕动等副作用而可能引发便秘：①胃肠解痉药中的阿托品、东莨菪碱等。②抗高血压药中的氨氯地平、硝苯地平等。③利尿药中的呋塞米等。④各种含铝的制酸剂。⑤精神与中枢神经系统疾病用药中的丙咪嗪、奋乃静、氯氮平、阿米替林、阿普唑仑、帕罗西汀、氟西汀、卡马西平、丙戊酸钠等。⑥阿片类药物中的可待因、吗啡、阿片酊、阿片粉（片）、杜冷丁等。

【症状表现】来势凶猛，症状较重，停药消失。出现药源性便秘时，人们可以不必停药，也不一定非要更换为其他药物，而可以采用"自然排便法"排便，配合相关的"操作排便法"，将干硬粪便排出。

【应对方法】以下方法任选一种：

①拔提直肠区（动作详见第 56 页），配合"对应点双侧同步换位抻拨法"（动作详见第 82 页），将干硬粪便排出。

②抻拔左下腹（动作详见第 57 页），配合"左右交替扭髋助力"（动作详见第 65 页），将干硬粪便排出。

③提肩努纳排便法（动作详见第 66 页），配合"拨秘点双侧同步旋动法"（动作详见第 80 页），将干硬粪便排出。

④拔提左肩（动作详见第 64 页），配合"右排秘点单侧旋动法"（动作详见第 78 页），将干硬粪便排出。

【作用原理】通过拔、提等动作产生的机械牵拉，促进肠道蠕动功能，将干硬的粪便排出。

（八）妊娠便秘

【主要症状】粪便干硬，便意淡漠，排便困难。

【潜在病因】孕妇怀孕期间，体内胎儿的不断成长会愈加压迫肠道，影响粪便的移动与排出，引发妊娠性便秘。

【应对方法】①禁止采用用力挤压式排便，避免挤压胎儿，防止对胎儿造成各种损伤。②坚持采用"自然排便法"排便，保证内脏供血与胎儿供血充足，呵护胎儿成长。③配合"操作排便法"排解便秘与塞便。④谨慎服用泻药，尽量不用灌肠，防止对胎儿造成伤害。

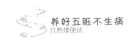
【应对方法】妊娠后期感到排便困难时，可选用以下几种方法：

①拔提直肠区（动作详见第 56 页），配合"拨秘点单侧旋动法"（动作详见第 80 页）。

②拔努直肠区排便法（动作详见第 59 页），配合"排秘点两侧抻拨法"（动作详见第 78 页）。

③"抻拨左下腹"（动作详见第 57 页）与"抻拨右下腹"（动作详见第 58 页）交替进行，配合"对应点双侧同步换位抻拨法"（动作详见第 82 页）。

（九）器质性便秘及其他

【主要症状】排便困难。

【潜在病因】多因肿瘤或者包块等病理产物占位，压迫肠道导致功能障碍，粪便移动受阻而引起的便秘。也就是说，此类便秘是因脏器器质性病变引起的一种症状，主要是指经临床诊断的下列疾病：①各种肠癌。②各种腹腔肿瘤。③肝硬化腹水。④肠粘连、肠梗阻。⑤其他相关疾病。

【应对方法】①积极治疗原发疾病，从根本上消除引发便秘症状的病因。②弃用用力挤压式排便，减轻对肿瘤的不良影响，避免加重病情。坚持采用"自然排便法"排便，保障内脏供血，提升内脏免疫力。③采用"操作排便法"配合，排除各种便秘症状。

【方法选择】采用以下排便方法，应对占位引起的便秘：

①拔提直肠区（动作详见第 56 页），配合"对应点双侧同步换位引牵法"（动作详见第 81 页）。

②抻拨左下腹（动作详见第 57 页），配合"左右扭髋助力"（动作详见第 71 页）。

③拔努直肠区排便法（动作详见第 59 页），配合"拨秘点双侧同步旋动法"（动作详见第 80 页）。

④拔提左肩（动作详见第 64 页），"右排秘点单侧旋动法"（动作详见第 78 页）与"左排秘点单侧旋动法"（动作详见第 78 页）交替进行，或配合"拔提右肩"（动作详见第 64 页）。

（十）由憋便引发的排便困难

【主要症状】粪质干硬，便意淡漠，排便动力不足，排便困难。常伴有腹胀、腹痛、食欲不振等相关症状。

【应对方法】①采用"排秘点按弹法"（动作详见第 95 页）寻求便意，实现排便。②采用"提肩努纳排便法"（动作详见第 66 页）让寻便与排便一气呵成。③采用"拨秘点按弹法"（动作详见第 96 页）寻求便意，实现排便。

如果经常憋大便，有时甚至在想排便时无法实现排便，好像把大便憋没了一样，久而久之，就会让直肠壶腹对粪便充盈感觉变迟钝，造成直肠壁牵张感受器敏感性下降，让便意的反射过程减弱，使排便的感觉越来越模糊。症状严重者，即使直肠内充满粪便，也没有明显的便意，不仅容易引发便秘，还会损害大肠健康，严重时甚至引发肿瘤。

应对"憋便"问题的措施有：

①人们一般都是在情况不允许的情况下才憋大便的，那么需要注意的是，一旦情况允许，就要尽快排便，不可因为没有便意就一拖再拖，尽量不要让大便在体内停留的时间过长。

②经过憋便之后进行排便时，无论是否出现粪便干硬，都不要采用传统的用力挤压式的排便方式。经过憋便过程中用力收拢肛部的步骤之后，肛管周围容易充血，一旦加压排便，引发肛肠疾病的可能性就会非常大。采用自然排便的方法，既可确保肛肠健康，又能保护腹腔内脏。

③当长时间持续性憋便之后，如果便意已经消失，就可以采用自然排便法寻求便意。比如选用提肩努纳排便法（左右交替）、左右抻溜、左右抻拔、绕脐抻飞等动作来寻求便意，也可采用操作寻便方法如"排秘点按弹法"（动作详见第 95 页）、"拨秘点按弹法"（动作详见第 96 页），用适合自己的方式寻到便意后，就可以实现排便了。

④患有肛肠疾病的患者，长时间持续憋便还容易使病灶充血肿胀，因此要注意排便时除了采用自然排便法之外，还要注意保护病灶。

⑤养成晨起排便的习惯，是避免憋便的最佳选择，建议每日晨起采用自

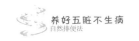
然排便法寻求便意，养成晨起排便的习惯。特别是出租车司机、公务员、程序员等工作繁忙、经常要憋便的人群，建议养成晨起排便的习惯。

三、功能性便秘的调养方法

很多人都是在便秘的症状渐渐加重起来之后，才开始关心自己的排便问题。如果大家从早期开始就采用自然排便法排便，养护好自己的肠道，就有望呵护健康。

由于不同人群便秘的症状与轻重程度各有不同，康复方法自然也就不尽相同。建议大家了解并熟练掌握自然排便法中的"动作排便方法""操作排便方法""寻求便意方法""康复动作组合"等相关动作方法与技巧，做到应用自如。其中，重度便秘患者可以坚持采用相关组合动作。

（一）轻度与中度便秘的康复方法

1. 轻度功能性便秘的康复方法

【**症状表现**】一般症状轻微，时隐时现，常常不为人们所重视。

【**康复方法**】只需坚持采用"自然排便法"排便，放弃用力挤压式排便，症状自然会逐渐好转，并有望从此不再受到便秘困扰。

2. 中度功能性便秘的康复方法

【**症状表现**】有明显的便秘症状，并且有不断加重的趋势。

【**康复方法**】①坚持采用"自然排便法"排便，放弃用力挤压式排便，以免病情不断加重。②每天睡前坚持做一遍康复运动组合，以改善肠道供血，促进肠道生理功能的恢复，逐渐摆脱便秘的困扰。

大家可以选择下面的组合，也可以根据各自不同的需要，自行组合动作。大家可以从书中介绍的动作方法之中选择几个行之有效的动作，组成一个或者多个属于自己的摆脱便秘困扰的组合动作。

中度便秘康复组合一：牵、串、转、旋组合

十字牵引：做 4 次（动作详见第 89 页）。

下腹右抻左串：做 2 个八拍（动作详见第 91 页）。

慢转结肠：转 8 圈（动作详见第 94 页）。

平旋下腹：拢住心口窝，沿下腹前，向右、向后、向左、向前旋转，再回到原处。操作时沿下腹如此旋一圈同时呼气，然后再旋一圈同时吸气（图3-13）。做 2 个八拍。

中度便秘康复组合二：旋、转、努、溜组合

拔旋直肠区：旋 16 圈（动作详见第 141 页）。

顺转腹腔：拢住心口窝，从左肋向下串，沿下腹向右摆，经右肋向上串，沿上腹向左摆回到原处转一圈，同时呼气（图3-14）。再转一圈，同时吸气。把动作连续起来，做 2 个八拍。

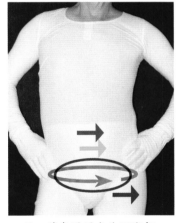

注：蓝色圆圈内为下腹部。

图 3-13　平旋下腹

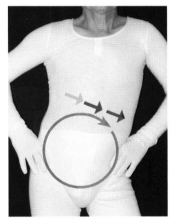

图 3-14　顺转腹腔

前努后纳：拢住心口窝，沿脐中向后收纳，持续 3 秒，同时呼气。沿脐向前努到极限处，持续 3 秒，同时吸气（图3-15）。把动作连续起来，做 2 个八拍。

下腹右抻左溜：做 4 个八拍（动作详见第 92 页）。

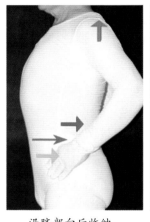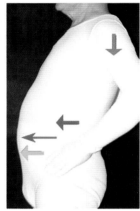

沿脐部向后收纳　　　　　　　向前努出

图 3-15　前努后纳

中度便秘康复组合三：提肩努纳排便法

提肩努纳排便法：左右交替进行（动作详见第 66 页）。

（二）重度功能性便秘的康复方法

【症状表现】排便非常困难，时而塞便，便意淡漠，不服用缓泻药或采用灌肠的方式几乎无法排便，有时需要医务人员帮助将粪便抠出才能排便。

【康复方法】①放弃用力挤压式排便，防止病情不断加重。②坚持采用"自然排便法"排便，促进便秘康复。③每天做两遍康复运动，以促进肠道生理功能的逐步恢复。

重度便秘康复组合一：抻、转、拔、溜组合

抻拔左下腹：与"抻拔右下腹"左右交替做 6 遍（动作详见第 57、58 页）。

慢转结肠：做 8 圈（动作详见第 94 页）。

拔腹收肛：每次拔收持续 5 ～ 6 秒钟，同时呼气，还原时吸气（动作详见第 94 页）。做 6 次。

下腹右抻左溜：做 4 个八拍（动作详见第 92 页）。

重度便秘康复组合二：提、努、抻、飞、旋组合

提肩努纳排便法：左右交替做 3 遍（动作详见第 66 页）。

前努后纳：做 8 个八拍（动作详见第 135 页）。

拔抻下腹：左右交替各做 8 次（动作详见第 57 页）。

绕脐抻飞：做 8 次（动作详见第 90 页）。

平旋下腹：做 8 个八拍（动作详见第 135 页）。

重度便秘康复组合三：串、荡、拔、收、转组合

下腹右抻左串：做 4 个八拍（动作详见第 91 页）。

荡会阴：拢住心口窝，从骶骨后方向下，经会阴向前，向上荡起到耻骨，再向上扬一下，同时呼气。由耻骨向下，经会阴向后，再向上回到骶骨后，并沿骶骨向上翘一下，同时吸气（图 3–16）。做 4 次。

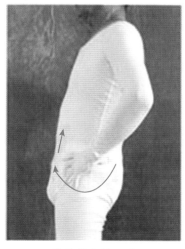 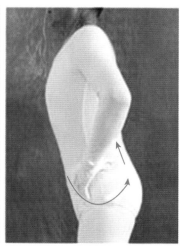

沿耻骨上扬一下　　　　　　　　沿骶骨后翘一下

图 3–16　荡会阴

拔落腹腔：拢住心口窝，向上拔时胸廓向上举，双肩向上耸，腹肌向上顶，共同协助心口窝，垂直向上拔提到顶，拔向咽喉，并将动作持续 3 秒钟，同时呼气；向下落时胸廓与腰椎垂直向下降，腹肌向下坠，髋部向两侧展开以使会阴部宽松，心口窝尽量向下抵，落向会阴下，将动作持续 3 秒钟，同时吸气（图 3–17）。做 2 个八拍。

拔腹收肛：每次动作持续 5 ～ 6 秒钟，做 6 遍（动作详见第 94 页）。

慢转结肠：做 4 个八拍（动作详见第 94 页）。

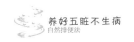
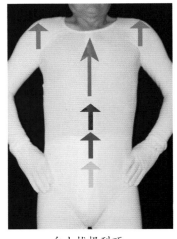
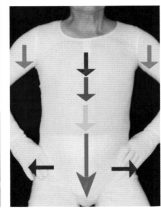

向上拔提到顶　　　　　　向下落向会阴下

图 3-17　拔落腹腔

四、共圆内脏健康梦

只有内脏健康，才有生命阳光，拥有健康的内脏是人们共同的梦想。对于如何实现内脏健康，笔者谏言如下，仅供参考。

1. 让"自医"更受关注

自从环球医学等各大媒体平台刊登《医者不自医，医生难逃"过劳死"》的系列报导之后，人们加强了对自医与养生的关注。由于我在以往出版的书中刊登了作者联系方式，近来除了咨询电话变得越来越多之外，与读者朋友面对面交流的次数也增加了。许多读者通过联系方式与我联系后，从几百公里之外赶来本人家中咨询保健的方法。天津的一位赵德林读者朋友试用过书中的方法后感觉很有效，就专程从天津飞来海口与我当面探讨相关的话题，几位远在甘肃酒泉的读者也驱车跋山涉水地前来连云港与我当面交流，更有乌鲁木齐的隋光祥读者悟性超群，买了《便秘轻松解》一书之后，一看便会，一举治愈了罹患 26 年严重的便秘，特向我打来电话致谢。这些都体现出人们对于自医与养生的热切追求。事实证明，只要肯实践就会有收获，健康圆梦可能就近在咫尺。

2. 让自医与求医相辅相成

自医与养生方法多是天然的、绿色的、安全的，因此广受人们的青睐。人们在日常生活中可以广泛使用预防与健身的自医养生方法，预防疾病的产生。方法是：①始终坚持使用"自然排便法"排便。②每当久坐 3 小时以上时，就运动一下内脏（也可做内脏运动操）。③过度操劳者每晚睡前坚持进行 2 分钟的睡前保健。

本人从 2006 年重获新生以来一直在写书，每天久坐 10 小时以上，但坚持应用了此法，所以 13 年来没有生过病，可供读者朋友们借鉴与参考。

自医与养生虽好，却不是万能的。一旦生病了，除了积极运动内脏进行自医之外，同时还需要求医，接受正规的治疗。现代临床医疗虽然比较偏向于群体化医疗的模式，但很多时候的确能很快缓解病痛，使人转危为安。自医与求医就像是人们的两条腿，既不能缺少左腿，也不能没有右腿，两条腿走路才能平稳而又长久。

3. 分册阅读

为了便于读者有选择性地阅读，运动内脏养生法系列丛书按内容的侧重方向分为《内脏运动保健法》《自然排便法》《内脏健康锦囊》三册。这三册书的内容既紧密相连，又各有特色，敬请读者给予关注。

第四节　肛肠健康

一、如何调养肛肠疾病

据相关文献统计，我国肛肠病的总发病率为 59%，其中女性的发病率为

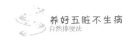

67%，男性的发病率为 53.9%，无论是男性还是女性，发病率都在半数以上。而女性的发病率比男性高出 13.1%，其中以痔、肛裂、脱肛最为多见。人们一不留神就会罹患某种肛肠疾病，病情随时发展，苦不堪言。

康复肛肠疾病，重点在于改善排便方法、避开恶性刺激、疏通局部微循环与避免再度创伤几个方面。

（一）关注发病根源

康复肛肠疾病，同样需要针对病因来进行防治，才能获得更好的效果。

1. 废除挤压式排便才能确保肛肠健康

我们在第一章第二节"用力挤压式排便不适合人类"中，就已经详细地列举并阐述了各种引发便秘的因素。在分析过"用力挤压式排便是罹患便秘的推手"这一部分内容后，我们可以得知，人们只有遗弃用力挤压式的排便方法，而采用"自然排便法"的相关动作，才能确保肛肠健康。而对第二章"自然排便法"的内容进行系统性的学习和理解之后，人们就可以选择没有破坏力的，自然、健康的排便方法。大家就会有办法、有能力，让肛肠疾病远离人们的生活。

2. "自然排便法"也是肛肠疾病的克星

自然排便法，是可以用来替代挤压式排便，且有利于预防并康复肛肠疾病的排便方法。

如今，有了自然排便法，便秘与肛肠疾病就有了克星。如果人们都能应用自然排便法排便，人人拒绝挤压式排便，不给肛肠疾病留下发展和发病的机会，就有望摆脱痔疮、脱肛、肛裂等诸多肛肠疾病，把这些疾病的苗头扼杀在摇篮中。

自然排便法的相关动作，同样有益于改善内脏器官的血液循环，促进肛肠疾病的逐步康复。经过临床手术治疗痊愈的肛肠疾病患者，可以选用自然排便法排便，保护病灶，防止再度损伤，有利于巩固治疗成果，降低复发的概率。

（二）掌握康复重点

针对发病根源，选择适合自己的康复方法。主旨是改善局部微循环，促进疾病康复，并防止再度创伤。

（1）采用"自然排便法"排便、寻便，以改善排便方式，远离发病根源，营造良好的排便环境，有益于疾病康复。肛肠疾病患者最好养成晨起排便的习惯，因为晨起时便块较柔软且易排出。

（2）排便时，采用肛肠病灶的保护方法保护病灶，减少病灶与粪便的摩擦等恶性刺激。

（3）每天做1～2次康复动作组合，以疏通局部血液循环。每晚睡前热水坐浴，以改善局部微循环，促进疾病康复。

（4）建议摒弃用力挤压式排便的方法，杜绝肛肠疾病的发生。

二、常见肛肠疾病的调养方法

（一）肛肠保健动作

围绕直肠区进行各种相关动作，有益于局部微循环的改善，对于修复肛部病灶，康复肛肠疾病有积极的作用。现选取几个主要的动作方法，简介如下：

1. 拔旋直肠区（图3-19）

【动作要领】由双肩与腰背负责向上拔提，下腹腹肌与腰椎配合心口窝，沿直肠区旋动。

【动作方法】首先定位于直肠区，沿直肠区持续向上拔提，再绕直肠区顺时针旋动，如同在直肠区拨动光盘进行旋动一般。旋一圈，同时呼气，再旋一圈，同时吸气。

2. 拔溜直肠区（图3-20）

【动作要领】由双肩与腰背负责向上拔提，小腹腹肌与腰椎配合心口窝，沿直肠区前后溜动。

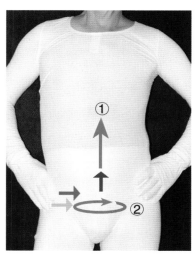

图3-19　拔旋直肠区

【**动作方法**】首先定位于直肠区，沿直肠区向上拔提，并在持续拔提的状态下，沿直肠区前后溜动。向后溜的同时呼气，向前溜的同时吸气。

3. 拔摆直肠区（图 3-21）

【**动作要领**】由双肩与腰背负责向上拔提，下腹腹肌与腰椎配合心口窝，沿直肠区左右摆动。

【**动作方法**】首先定位于直肠区，沿直肠区持续向上拔提，然后沿直肠区左右摆动。向右摆的同时呼气，向左摆的同时吸气，做 8 个八拍。

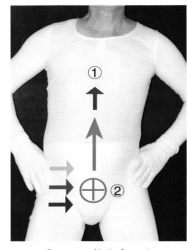
图 3-20　拔溜直肠区

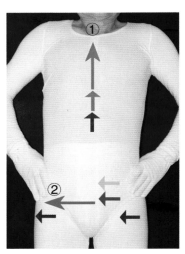
图 3-21　拔摆直肠区

4. 纳串骶部（图 3-22）

【**动作要领**】由腰骶部负责向后收纳，下腹腹肌与髋部配合心口窝，沿骶部串动。动作时上体要微向前躬，以突出骶部。

【**动作方法**】将动作部位定位于盆底后方的骶部，首先沿骶部向后持续收纳，然后沿骶部上下串动。向上串的同时呼气，向下串的同时吸气。做 4 个8 拍。

5. 纳转骶部（图 3-23）

【**动作要领**】由腰骶部负责向后收纳，下腹腹肌与髋部配合心口窝，沿骶部转小圈。动作时上体要微向前躬，以突出骶部。

【**动作方法**】首先定位于骶部，再沿骶部向后持续收纳，然后沿后骶部顺时针转动。转动时，由两腿的交错动作带动两髋转动配合。沿骶部转一圈，同时呼气，再转一圈，同时吸气。连做 12 圈。

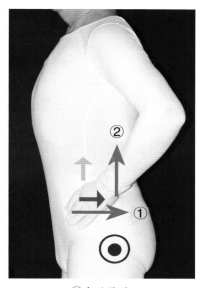

①向后收纳；
②先向上串，再向下串。
图 3-22　纳串骶部

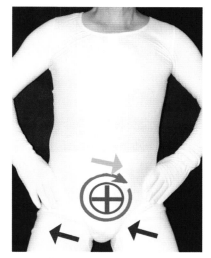

①腰椎与骶部向后收纳；
②腹肌与髋部配合转动。
图 3-23　纳转骶部

（二）痔的养护与康复方法

【**主要症状**】肛门部位有闷重感，疼痛、出血，排便时加剧。

【**潜在病因**】痔的发病原因，与用力挤压式排便有直接的关系。用力挤压式排便时，将全部挤压力都集中在直肠与肛管部位，导致局部循环受阻，肛管部位静脉丛充血，甚至肿胀起来。当遇到干燥、坚硬、粗糙的便块时，如果引起摩擦而对血管造成损伤，则可能使直肠底部黏膜的静脉丛发生曲张而形成静脉团。病灶呈突起状，排便时又会触及病灶、擦伤病灶，引发疼痛和出血的症状，给患者带来痛苦。在采取用力挤压方法排出干硬便块的人群中，痔疮的发病率很高。

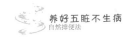

【康复要领】废除挤压式排便方式，坚持采用自然排便法排便。注意保护病灶，采用具有康复作用的动作组合，促进康复。此外，热水坐浴可以改善局部循环，也有助于康复。

【排便方法】

1.拔提左肩（动作详见第 64 页）与拔提右肩（动作详见第 64 页），两个排便动作交替进行，可与保护病灶的方法相配合。拔提左肩时，用右手保护病灶；拔提右肩时，用左手保护病灶。

2.抻拔左下腹（动作详见第 57 页）与抻拔右下腹（动作详见第 58 页）左右交替，先抻拔左下腹，动作持续数秒钟，再抻拔右下腹，动作持续数秒钟。如此反复交替操作，同时用单手保护好病灶。

3.粪便干硬时，选择"拔提直肠区"（动作详见第 56 页），同时配合可用双手操作的方法，如"排秘点两侧抻拨法"（动作详见第 78 页）、"拨秘点双侧同步旋动法"（动作详见第 80 页）等，逐步将硬便排出。

4.遇到"塞便"时，选择"拔提直肠区"（动作详见第 56 页），同时配合可用双手操作的方法，如"对应点双侧同步换位抻拨法"（动作详见第 82 页）、"对应点双侧同步换位引牵法"（动作详见第 81 页）等，逐步将粪便排出。

【病灶保护】每当粪便经过肛管时，要尽量向上拔提腰骶，化解肛门"别劲"状态。另外，要注意选择单手或双手保护操作方法来保护病灶，方法如下：

1.单手保护操作方法

内痔常见于截石位 3、7、11 点处（图 3-24）。

"单手操作方法"是在排便时，采用单手控制病灶部位，避免病灶部位与便块接触，减少粪便与病灶间的摩擦。例如：

（1）病灶在 7 点处者，将左手中指指腹固着在左侧靠近左侧拨秘点的截石位 7 点处（图 3-24 中的 B 点）。当便块经过

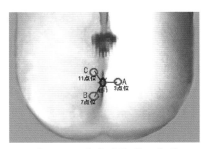

图 3-24　痔常见位置示意图

肛部时，指腹轻轻向外（左后方）微微移动，即可使病灶脱离与便块的接触。

（2）病灶在 3 点处者，可将右手中指指腹固着于截石位 3 点处（图 3-24 中的 A 点）保护病灶。当便块经过肛门时，手指轻轻向外抻牵，使病灶脱离与便块的接触。

（3）病灶在 11 点处者，可将左手中指指腹固着于左上方截石位 11 点处（图 3-24 中的 C 点）保护病灶。当便块经过肛管时，手指轻轻向外（斜上方）抻牵，即可使病灶脱离与便块的接触。

其他类型的肛肠疾病，也可参照上述方法，旨在使病灶避免与便块接触，避免摩擦，加快肛肠疾病的康复。

2. 双手保护操作方法

此法是保护病灶与操作排便双手分别动作的方法。每当痔疮患者遭遇重度塞便时，请采用"双手操作方法"，一手保护病灶，另一手边进行操作排便，边保护病灶。两手相互配合，既要保护病灶，又要将塞便排出。具体操作如下：

（1）位于截石位 7 点处的痔，左手保护病灶，右手进行操作排便。将左手中指指腹固着于截石位 7 点处（图 3-24 中的 B 点），向外抻牵保护病灶，同时将右手中指指腹固着于右侧排秘点上，按拨便块，促使便块下行（按拨方向要避开病灶，不要直接对病灶按拨）。当便块经过病灶时，左手手指轻轻向外抻牵，右手适当调整肛门形态，既能使便块与病灶脱离接触，又可让便块顺畅排出。

（2）位于截石位 3 点处的痔，将右手中指指腹固着于截石位 3 点处（图 3-24 中的 A 点）保护病灶，同时将左手中指指腹固着于左侧拨秘点上，按拨便块，促使便块下行（按拨方向要避开病灶，不要在病灶处按拨）。当便块经过肛门时，右手手指轻轻向外抻牵，使病灶脱离与便块的接触，以便将干硬便块排出。

（3）位于截石位 11 点处的痔，将左手中指指腹固着于截石位 11 点处（图 3-24 中的 C 点）保护病灶，同时将右手中指指腹固着于右侧排秘点上，按拨便块，促使便块下行。当便块经过肛门时，左手手指轻轻向外抻牵，使

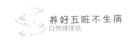

病灶脱离与便块的接触，并将干硬便块排出。

【**康复动作**】痔的康复，既需要一定的康复过程，也需要多种方法的密切配合。人们可以采用康复动作组合，每天做 1～2 遍，并根据需要选择热水坐浴或者相关的药物治疗。

参考组合一：摆、拔、转、溜、旋组合

①拔摆直肠区：做 8 个八拍（动作详见第 142 页）。

②拔腹收肛：一次拔收 5～6 秒钟，连续做 5～6 次（动作详见第 94 页）。

③慢转结肠：做 4 个八拍（动作详见第 94 页）。

④拔溜直肠区：做 8 个八拍（动作详见第 141 页）。

⑤平旋下腹：做 8 个八拍（动作详见第 135 页）。

参考组合二：提、荡、串、拔、扭组合

①拔提直肠区：一次拔提 5～6 秒钟，做 8 次（动作详见第 56 页）。

②荡会阴：做 4 个八拍（动作详见第 137 页）。

③纳串骶部：做 8 个八拍（动作详见第 142 页）。

④拔落腹腔：做 2 个八拍（动作详见第 137 页）。

⑤交替扭髋：动作要缓慢而轻柔，左右交替，做 16 个往返（动作详见第 65 页）。

（三）直肠脱垂的康复方法

【**主要症状**】直肠脱垂俗称"脱肛"，患者可以感到有肿物样的东西自肛门脱出。轻者便后可自行回纳肛门以内，脱垂严重者便后无法自行回纳，需要用手将脱垂部位塞回肛门，方可回归肛内。

【**潜在病因**】脱肛的根本原因，多因挤压式排便所致。每当人们用力挤压式排便时，其强大的鼓胀力不断损伤着牵系直肠的韧带与肠系膜，迫使直肠不断下挫。强大的挤压力，也促使肠道分泌细胞因缺血而大量休眠，使肠液分泌减少，致使肠道干涩，增大与粪便间的摩擦阻力。当排出干硬粗糙的粪便时，在挤压力的驱动下，便块会裹挟着直肠壁，一同被排出肛门以外，进而造成脱肛。随着每一次用力挤压式排便的发生，都会逐渐加重脱肛的程度。

【**康复要领**】必须弃用挤压式排便的方法，改用自然排便法排便，通过向上拔提的动作，尽量将直肠保留在原有的位置，并可采用相关操作排便方法进行配合，有效阻止直肠的下移与脱出。再通过日常进行相关康复动作的操作，来让脱肛症状得到缓解，并使之逐渐好转。此外，热水坐浴也可促进局部血液循环，有助于康复。

【排便方法】

1.废弃用力挤压排便，采用自然排便法排便，此为调养与康复脱肛的基础。

2.请参照下面的组合或者另行组合动作，每天做 1～2 遍。

（1）抻拔左下腹（动作详见第 57 页）与抻拔右下腹（动作详见第 58 页）左右交替进行。先抻拔左下腹两次，再抻拔右下腹两次，如此反复交替操作，完成排便活动。排便动作宜轻缓，必要时可以配合"排秘点按拔法"（动作详见第 76 页）、"拔秘点单侧旋动法"（动作详见第 80 页）等操作排便方法，让粪便顺畅排出，避免直肠脱出，下同。

（2）拔提左肩排便法（动作详见第 64 页）与拔提右肩排便法（动作详见第 64 页）左右反复交替进行，也可以配合"交替扭髋排便法"（动作详见第 65 页），防止直肠脱出。

（3）拔提直肠区排便法（动作详见第 56 页），要由双肩牵引腰椎尽量上拔。可采用"交替扭髋"（动作详见第 65 页）或"撑肩加力"（动作详见第 69 页）配合，以增强排便力度。也可采用相关操作排便方法进行配合，防止直肠脱出。

（4）拔旋直肠区（动作详见第 141 页），沿直肠区缓慢拔旋 16 圈。

（5）拔腹收肛扭髋（动作详见第 94 页），进行持续性拔腹收肛，在拔腹收肛的同时，不停地左右交替扭髋。向左扭吸气，向右扭呼气，做 8 个往返为一遍，稍事休息再做一遍，连做 3 遍。

【保护方法】脱肛患者只要采用自然排便的方法，而不再使用用力挤压式排便，就是对脱肛病灶最好的保护。还可以按压肛后保护点，将单侧指腹固着于肛后保护点上，当粪便快要通过肛门时，轻轻地向前或者向偏左、偏右的方向微微挤压，以阻止直肠脱出，也可同时配合扭髋。

附：脱肛回纳方法

排便时若直肠脱出肛门之外，排便后需要回纳，人们可以采用"拔腹收肛扭髋"（动作详见第 94 页）动作进行自主回纳。

方法是：在拔腹收肛的动作持续时，进行左右交替扭髋。先沿肛部垂直向上拔提，同时收肛，再左膝向前伸，右膝向后收，促使脱肛回纳，然后再右膝向前伸，左膝向后收。如此左右交替，反复进行操作，实现回纳。动作时呼吸要自然，不可憋气。

（四）肛裂的康复方法

肛裂多发于截石位 6、12 点处，与粪便和肛管相互"别劲"的位置点相向（图 3-25）。

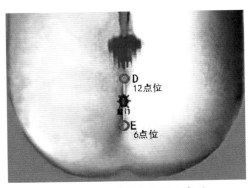

图 3-25　肛裂常见位置示意图

【主要症状】肛部时而痒痛，排便时可呈撕裂样疼痛，常有新鲜血液附着在便块之上。

【潜在病因】多因采用挤压式排便的方法，促使干燥坚硬的便块强行通过"别劲"的肛部时，撑裂肛部皮肤层，造成皮肤层的损伤和出血，并引发疼痛。经过反复裂伤，可使创伤部位逐渐形成一个溃疡创面，即为肛裂。

【康复要领】首先，必须弃用造成肛裂的挤压式排便方法，改用自然排便法排便。排便时将腰骶尽量上提，不仅可以减轻粪便与肛管的"别劲"状态，还能减少粪便与病灶间的摩擦。同时采用相关操作方法，保护好肛裂病灶，并采用相关的康复动作组合，配合热水坐浴，促进创伤部位愈合。

【排便方法】

（1）左右拔提："拔提左肩"（动作详见第 64 页）与"拔提右肩"（动作详见第 64 页）两个动作交替进行，同时采用"肛裂保护"方法保护病灶，完成排便活动。

（2）抻拔右下腹（动作详见第 58 页）与抻拔左下腹（动作详见第 57 页）反复左右交替操作，同时采用"肛裂保护"方法保护病灶。

（3）拔提直肠区（动作详见第 56 页），要由双肩牵引腰椎尽量上拔，可采用"撑肩加力"配合，以增强排便力度，同时采用"肛裂保护"方法保护病灶。

【肛裂保护】

（1）病灶位于截石位 12 点处者（图 3-25 中的 D 点位），"拔提左肩"时，将右手中指与无名指分开，分别置于肛门前面的"肛前调整点"的左右两侧（两手指一左一右），按住局部，并将两指轻轻并拢，使肛裂病灶闭合。当粪便经过肛管时，将手指轻轻向前方抻拉，使病灶脱离与粪便的接触，避免摩擦。如果用左手操作，就改为"拔提右肩"，方法相同，方向相反。便后可配合热水坐浴，促进康复。

（2）病灶位于截石位 6 点处者（图 3-25 中的 E 点位），以同样的方法，在肛门后面的"肛后保护点"部位保护病灶。方法是：采用"拔提左肩"时，将右手食指与中指分开，分别置于"肛后保护点"的左右两侧，并将两指轻轻并拢，使肛裂病灶闭合。当粪便经过肛管时，将手指向后方抻拉，让病灶脱离与粪便的接触，避免摩擦。如果用左手操作，就改为"拔提右肩"，方法相同，方向相反。便后可配合热水坐浴。

【康复动作】可以选择下面任一组合，或者自己另行组合动作，每天做 2 ~ 3 遍。每晚坚持用热水坐浴，有利于创口的愈合。

组合一：摆、转、溜、扭、串组合

①拔摆直肠区：做 4 个八拍（动作详见第 142 页）。

②纳转骶部：做 4 个八拍（动作详见第 142 页）。

③拔溜直肠区：做 4 个八拍（动作详见第 141 页）。

④扭髋收肛：在进行"拔腹收肛"动作的同时加上"左右扭髋"。拔腹收肛的动作要持续并稍有力度，同时进行左右交替扭髋。扭髋动作要在扭到位之后，持续 2 ～ 3 秒钟（图 3-26）。左右交替做 8 个反复。

⑤纳串骶部：做 4 个八拍（动作详见第 142 页）。

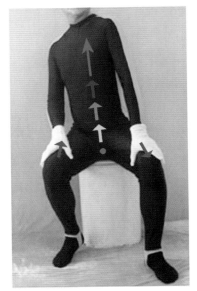

图 3-26 扭髋收肛

组合二：旋、扭、拔、荡、溜组合

①拔旋直肠区：做 4 个八拍（动作详见第 141 页）。

②交替扭髋：左右交替，做 8 个往返（动作详见第 65 页）。

③拔腹收肛：做 5 ～ 6 次（动作详见第 94 页）。

④荡会阴：做 4 个八拍（动作详见第 137 页）。

⑤拔溜直肠区：做 4 个八拍（动作详见第 141 页）。

（五）其他肛肠疾病的康复要领

各种肛肠疾病的发病原因，多与挤压式排便或持续性缺血有关。凡是与挤压式排便密切相关的各种肛肠疾病，只要采用自然排便法排便，就有望避免肛肠疾病的发生与发展。人们可以同时采用改善病灶供血、促进病灶康复的相关动作组合，例如"押、扭、拔、荡、摆组合""拔、转、押、扭、旋组合"等。

第五节　如何预防肛肠疾病

一、预防肛肠疾病也要对因

预防肛肠疾病时，首先也要认准发病原因，才能有的放矢地从根源处着手，预防才会有效果。

俗话说"十人九痔"，是说痔的发病率很高，提示人们要加强防范。尤其是妊娠期与产褥期妇女，更加容易罹患各种肛肠疾病。

1. 居高不下的发病率

肛肠病有一百多种，包括痔、肛裂、肛周脓肿、肛瘘、直肠脱垂、肛乳头肥大、肛乳头瘤、肛窦炎、肛周皮肤病、大肠息肉……其中，以痔、肛裂、脱肛（直肠脱垂）最为常见。

肛肠疾病的发病率一直居高不下，而在习惯用力挤压式排便的人群之中，约有近60%的人患有不同类型、不同程度的肛肠疾病。

2. 肛肠疾病为何易患难防治

说肛肠疾病易患，是因为即使只是在挤压排便的一瞬间，也有可能一举而罹患各种肛肠疾病，然后给人们的生活平添难忍的痛苦和无尽的磨难。

说肛肠疾病难治，是因为某些治疗方式不能完全根治疾病，就像是割韭菜，只"斩草"而不除根。

在第一章第二节中，我们也讨论过放弃用力挤压式排便才是摆脱便秘的必要条件，并列举了一系列由挤压式排便所造成的恶果。因此，人们不能再

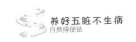
继续一边治疗肛肠疾病，另一边仍然使用用力挤压式排便的方法，这样只会加重肛肠疾病，形成恶性循环。采用自然排便法代替挤压式排便，一边排便，一边运动肠道，实施肠道按摩与保健运动的过程，才是促进疾病康复的有效方法。

二、可以与肛肠疾病绝缘的方法

我们不厌其烦地反复强调挤压式排便的危害，是为了唤起人们放弃挤压式排便的决心。人们只有彻底遗弃挤压式排便，不再损伤自己的肠道和肛部，才能把引发和加重肛肠疾病的因素从根源上消除。换言之，人类要想摆脱肛肠疾病的困扰，其实不用药物预防，也不必刻意改变某些习惯，不用大动干戈，只要废除传统的用力挤压式的排便方法，就能有很好的预防效果，就是这么简单。

自然排便法的排便要领是提升肠道，特别是直肠。通过提升直肠的位置，改变直肠的形态，对于减轻排便阻力、克服肛门"别劲"，都具有重要的意义。以抻拔为主的各种排便动作，可以促使粪便自然排出，降低肛肠疾病的发病率。人们只要采用自然排便法排便，肛肠疾病就有望"自行离开"。

有了自然排便法，让预防肛肠疾病变得简单而轻松。自然排便法可以从各个方面杜绝肛肠疾病的发生与发展，使肛肠疾病毫无可乘之机。换言之，人们要预防肛肠疾病，只需采用自然排便法。

第六节　脏器脱垂的预防与调养

脏器脱垂，主要包括胃下垂、肝下垂、肾下垂、脱肛、子宫脱垂等，大都是临床上的难治之症。

一、脏器脱垂的主要病因

直立行走使人类内脏由"车厢模式"变成了"罐装模式"。车厢模式的内脏上面有脊椎撑着，下面有腹壁托着，使脏器没有脱垂的空间与条件，因此动物们很少罹患脏器脱垂性疾病。而直立行走使人类的内脏变成罐装内脏模式，让吊挂在后腹壁上的内脏器官依靠韧带悬于腹腔之内，具有不同的向下垂移的空间，并纷纷呈现下移趋势，会在地心引力的作用以及在鼓胀力等外力驱动下导致脏器脱垂。

物体"下坠"，是自然中极为普遍的现象，是物体在地心引力作用下的必然结果。"下坠"与医学上的"下垂"有所不同。下坠是表达物体下移的现象和趋势，而医学上的内脏脱垂，是指脏器向下脱落达到一定程度、符合诊断标准之后，才能认定为脏器脱垂。例如，人们胃的位置常常会离开胸口下坠，甚至坠到肚脐附近，这仍然不能诊断为胃下垂。只有胃的下缘达盆腔，胃小弯弧线的最低点降至髂嵴连线以下时，才能视为胃下垂。况且，内脏上面有韧带牵拉，下面有其他脏器相拥，要脱垂达到诊断标准，既需要内因提供基础，更需要有外因条件的催动。

1. 内因是基础

脏器脱垂的过程，需要内、外因素的相互作用。人类直立行走使五脏六腑在腹腔内呈吊挂状态，再加上地心引力的影响，让每个脏器都具备向下移的空间与条件，使脏器脱垂成为可能，给内脏脱垂创造了相应的基础，成为引发内脏脱垂的主要内因。但是，每条韧带都具有一定的韧性，要使内脏达到脱垂程度，还需要得到外因的推动作用。

2. 外因是条件

能够引起脏器脱垂的外因较多，比如从高处向下跳时，躯体撞击地面所产生的震颤力，或者持续颠簸等其他强力的震荡所产生的内在牵扯等，可能会影响韧带的张力，但这都是一些偶然的因素。在人们体内，能够强力而又

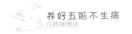

持久并且能够反复造成内脏下移的外在因素，就是用力挤压排便时所产生的
"鼓胀力"。每当人们实施用力挤压排便时，所形成的强大鼓胀力会排斥一切，
可强力撕扯牵引脏腑的组织结构并驱赶五脏六腑下移，直接冲击各个脏腑韧
带的韧性，使之逐渐失弛而导致脏器下垂。

　　3. 外因通过内因而起作用

　　要说世界上唯有人类可能罹患脏器脱垂，是因为人类的脏器具备脱垂的
内因，内因是发生变化的先决条件。诸多哺乳动物的脏器之所以不容易脱垂，
是因为它们的内脏结构都是车厢模式，上面直接（或间接）固着在脊椎之下，
下面托付于腹壁之上，组织结构牢靠又稳妥，不具备下移的空间，不存在脱
垂的内因，也就不可能脱垂。由此可见，世上万物只有人类能够具备罹患脏
器脱垂的内因，这是因为只有人类将躯体直立，所有吊挂在后腹壁上的内脏
器官在地心引力作用下，都具备下移的内因，只等待外因的作用。也可以认
为，罈装内脏模式是造成内脏脱垂的主要内因。鼓胀力则是主要的外因，会
导致韧带失弛而促使脏器离开属于自己的原有位置而开始逐渐下移，当下移
达到临床诊断标准时，即可被诊断为脏器下垂。

　　脏器脱垂一旦形成，就会呈进行性发展。

二、脏器脱垂的调养与预防方法

（一）胃下垂的调养方法

　　胃下垂，是指胃体下移至正常水平以下。站立时，胃下缘达盆腔，胃小
弯弧线的最低点降至髂嵴连线以下。

　　【主要症状】饭后饱胀不适、食欲减退、胃痛或隐痛，并有下坠感，有胃
胀、嗳气、恶心、乏力、消瘦、便秘等。饱腹时移动腹部，有时可感到脐下
有振水声。

　　【潜在病因】包含内因与外因两个方面。躯体直立是造就胃下垂的先天
条件，在胃的自身重量（含内容物）与地心引力作用下，形成胃下垂的内因。
外因主要包括用力挤压式排便、屏气扛抬重物、剧烈蹦跳、用力分娩、强力

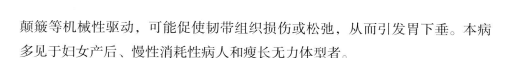

颠簸等机械性驱动，可能促使韧带组织损伤或松弛，从而引发胃下垂。本病多见于妇女产后、慢性消耗性病人和瘦长无力体型者。

【调养方法】

1.废弃用力挤压式排便，采用自然排便法排便，此为调养与防范胃下垂的基础。

2.请按照下面组合或者另行组合动作，每天做 1 ～ 2 遍。

（1）顺转腹腔：缓慢转动 16 圈（动作详见第 124 页）。

（2）搋胃回归：此法是内脏运动与手动相互配合，将胃从下垂部位搋回上腹。采用屈膝平卧体位，动作时用口呼吸。方法是：吸气，腹部放松，右手平掌伸直，以小鱼际着力并放在小腹下方，左手附在右手上面助力，将两手沿耻骨上方向下按到底。①拢住心口窝，沿手掌的上方左右摆动两个反复，然后沿正中线向上蹿动，右手掌随之向上搋胃，同时用口呼气，将气全部呼出。上蹿、搋胃、呼气三者须同步进行，并将手掌向上推动约两横指（手要一直向下按住，不要放松）。②继续按照上法进行。每次上搋两横指，一直搋到剑突下（需 5 ～ 6 次），此为一遍。然后从头开始，连做 3 遍。

（3）捧腹向上：采用平卧或者屈膝平卧体位。动作是：双手掌横放在小腹两侧的水道穴上，两小指指根对准水道穴（位于脐下 3 寸的关元穴旁开 2 寸），两手的小指尖对接，连起来形成了一堵墙样，向下一兜，将腹腔里的全部内容都托在了两手掌之中，向下按到底，驱动心口窝沿两手掌上面左右摆动，摆动以中等力度，中速，有节奏感，边摆动，边将双手慢慢向上托捧，一直托捧到两肋下为一遍，连做 3 遍。

【注意】建议废除用力挤压式排便，提倡采用自然排便法排便。因为只要采用挤压式排便，就会前功尽弃。治疗期间不要扛抬重物，避免从高处往下跳，切勿暴饮暴食。

（二）肾下垂的调养方法

【主要症状】一般并无症状，严重时可出现腰部持续性钝痛或者间歇性剧痛，多发生在站立或劳累时。少数病人可伴有恶心、呕吐、腹胀和头晕等症状。

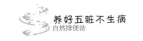

【潜在病因】正常情况下，肾脏在体内可以随着人体的活动而产生微小移动，一般不超过一个椎体的正常范围。用力加压排便与扛抬重物时可驱使肾脏下移，会抻扯肾脏的韧带，使韧带逐渐被拉长。一旦牵系肾脏正常位置的韧带受力疲软，让肾脏下移超过正常范围，便发生肾下垂。

【调养方法】

1.废弃用力挤压式排便，采用自然排便法排便，此为调养与康复肾下垂的基础。

2.请按照下面组合或者另行组合动作，每天做1～2遍。

（1）左右抻肾：首先沿腰背部向右上方抻牵，持续抻牵3秒钟，同时呼气；再以同样方法向左上方抻牵3秒钟，同时吸气。如此左右交替，做4个反复。

（2）拔摆肾区：首先沿腰背部向上拔提，在持续拔提状态下沿腰背部左右缓慢摆动。向右摆，同时呼气；再向左摆，同时吸气。如此左右交替摆动16个往返。

（3）拔转肾区：首先沿腰背部向上拔提，在持续拔提状态下沿腰背部顺时针缓慢转动（动作如同电风扇转动）。转一圈，同时呼气；再转一圈，同时吸气。如此缓慢转动16圈。

（4）拔旋肾区：首先沿腰背部向上拔提，在持续拔提状态下沿腰背部顺时针缓慢旋动（动作如同光盘旋转）。旋一圈，同时呼气；再旋一圈，同时吸气。如此缓慢旋动16圈。

（三）子宫脱垂的调养方法

子宫脱垂，指子宫沿阴道方向向下移位，降至正常位置以下者。

【主要症状】阴道内有脱出物。初起时在用力加压排便时、走路或劳动时脱出，同时伴有下腹坠胀、腰背酸痛、排便困难、尿急尿频和月经过多等症状。严重时脱出物长期暴露于阴道口外，影响走路和工作。脱出物容易糜烂感染，可出现脓性分泌物，甚至带血。子宫脱垂时，会使膀胱和尿道受到挤压刺激，出现排尿困难、尿频、尿失禁等症状。

【潜在病因】躯体直立，使子宫具有了较大的下垂空间，用力挤压排便的鼓胀力可强力排斥牵系子宫的韧带，引发子宫脱垂。特别是产后用力加压排便，产后过早进行重体力劳动，或者产后长期从事蹲姿工作，会使子宫韧带、骨盆底部肌肉、子宫旁组织和相关筋膜过度伸展，造成子宫向下移位所致。

【调养重点】改善下腹部循环，调整相关韧带，健固宫周组织，康复脱出症状。

【调养方法】

1.废弃用力挤压式排便，采用自然排便法排便，此为调养与康复子宫脱垂的基础。

2.按照下面组合或者另行组合动作，每天做 1 ～ 2 遍。

（1）纳转骶部：连续转动 16 圈（动作详见第 142 页）。

（2）平旋下腹：连续旋 16 圈（动作详见第 135 页）。

（3）荡会阴：做 12 个往返（动作详见第 137 页）。

（4）捧摆子宫穴：屈膝平卧或仰坐，腹部放松。动作方法是：双手平伸，将两小鱼际置于左右两子宫穴（脐下 4 寸的中极穴旁开 3 寸，左右各一穴）的下方，双手用力向下兜拢，将小腹器官拢捧手中，轻轻缓慢向上捧托，同时以膈中与胸廓为主导，腹肌与腰椎配合引导动作，经两子宫穴左右摆动，边摆动边缓缓向上捧托。力度稍轻，速度稍慢，使之配合子宫逐渐复位。摆动 8 次为一个回合，如此反复操作 4 个回合。

（5）拔腹收肛：动作持续 5 秒钟，连续做 8 次（动作详见第 94 页）。

（6）溜维胞穴：将右手拇指压在右维胞穴（关元穴旁开 6 寸，髂前上棘下内方凹陷处，左右各一穴）并用力下按，引导腹肌对着维胞穴前后溜动。向后溜时吸气，向前溜时呼气。做 10 个往返为一遍。然后放松，休息片刻，再做第 2 遍，共做 4 遍。然后将左手拇指压在左维胞穴，以同样的方法溜左维胞穴 4 遍。

【注意】调养子宫脱垂最重要的前提，就是必须坚持自然排便法。否则，只要用力挤压排便，还可能会把子宫颈挤出去。

（四）胃黏膜脱垂症的调养方法

胃黏膜脱垂症，指幽门窦部的胃黏膜进入幽门而发病。

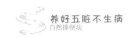
【主要症状】轻度脱垂可无症状，严重脱垂者可出现上腹部疼痛、恶心、呕吐、反酸、嗳气等症状。

【内在病因】在腹腔压抑状态与用力挤压排便的影响下，胃部较长时间受到强力挤压，受压部位易引起充血、肿胀，造成幽门窦部黏膜发炎、水肿，使食物下行不够通畅。当用力加压排便、屏气扛抬重物时，在胃部受到鼓胀力的挤压状态下，促使局部黏膜随食物脱出，进入幽门而引发胃黏膜脱垂。

【调养重点】改善上腹部循环，增加胃部供血，健固胃黏膜组织，促进脱垂黏膜复位。

【调养方法】按照下面组合或者另行组合动作，每天做 1～2 遍。

（1）顺转腹腔：拢住心口窝，沿腹腔顺时针转大圈，一圈呼气，一圈吸气，做 16 圈（动作详见第 124 页）。

（2）拔提左肩：每次拔提 5 秒钟，做 6 次（动作详见第 64 页）。

（3）绕右天枢穴平转：屈膝平卧或仰坐，腹部放松，右手平伸，掌心按在右侧天枢穴上（脐中旁开 2 寸，左右各一穴，本法须选择右天枢穴），左手放在右手上面助力，进行顺时针揉动，同时驱动心口窝围绕手掌转动，一圈呼气，一圈吸气，转 50 圈。

（4）步步高升：拢住心口窝，用右手食指、中指、无名指三指着力于肚脐上缘，进行顺时针按揉，边按揉边垂直向上移动。同时驱动心口窝随手同步平转，一圈呼气，一圈吸气，每两圈向上移动一横指，从脐上缘到剑突下为 1 次，做 6 次。

（5）左抻胸口：拢住心口窝，提升左胸，驱动左膈沿胸口向左抻，并持续抻牵 3 秒钟，呼气。还原、吸气。连续做 6 次。

（6）顺转腹腔：连续做 12 圈（动作详见第 124 页）。

（五）脏器脱垂的预防

人们要防范脏器脱垂，或者要调养器官脱垂，首先必须放弃用力加压排便，采用自然排便法排便。因为用力挤压排便是全力向下鼓胀，是促使脏器脱垂且不断加重脱垂程度的动力。而自然排便法则是全力向上提升，对于脏器脱垂具有重要的预防与调养作用。因此，人们只要消除鼓胀力的威胁，也就消除了罹患脏器脱垂的外因。这样，只有内因而没有外因，就可以有效防范内脏脱垂的发生与发展。

综上所述，人类只要坚持采用自然排便法排便，就可能有效防范脏器脱垂。如果人人都能够掌握并采用自然排便法排便，就有可能让脱垂性疾病远离人类。

第七节　调养方法举例

自医有"调"与"养"两种方式。

我们所说的"调"是调整，主要针对罈装内脏的三大瑕疵，通过膈肌的相关动作来化解内脏结构的扭曲状态，调整五脏六腑气血，改善机体的免疫功能，可望从根本上遏制各种相关内脏疾病的发生与发展根源，尽量让自身少生病甚至不生病。"养"是呵护，是通过相关方法来改善内脏循环，疏通脏腑气血，化解内脏深处的瘀滞与肿胀状态，让充足的供血促使内脏休眠细胞转化为正常细胞，从而改善脏腑功能，以减轻或者消除疾病症状，让人们保持内脏健康、生命旺盛。换言之，"调养"是指通过运动内脏等相关方法，对人体自身进行有效的调整与养护，常常能够起到医学手段与药物无法起到的自医功效。

下面我们针对某些临床上的疑难杂症，简单举出几个调养脏腑的例子，让读者朋友通过实践进一步了解"调养"所带来的与众不同的效果，以及自医与临床医疗的互补作用。

一、呃逆的自医方法

呃逆，是指膈肌间歇性、痉挛性收缩，一般可持续数分钟、数小时甚至数日。

扫码看视频

主要症状：气逆上冲，喉间呃逆连声，不能自制。此由膈肌所产生的间歇性、痉挛性收缩，导致空气突然被吸入气道内，同时伴有声带闭合而发出呃逆声。

拔抻胸口

调养方法：可通过"拔抻胸口"摆脱呃逆的困扰（扫码学习操作方法）。

二、胃部疾病的自医与调养

胃痛、胃酸、胃胀、积食、恶心、胃食管反流等诸多胃部不适症状，都是人们经常会遇到的问题，也常常是临床上久治不愈甚至越治越重的症状。人们不妨采用"胃-十二指肠滑梯样转动法"（简称"胃肠滑梯转"）来进行自医与调养（扫码学习操作方法）。

扫码看视频

胃肠滑梯转

要领：要反复转动多次，动作要缓慢而有力，将胃内容物带出来、排出去。患有胃部疾病的朋友可以在每次餐后30~60分钟内做6～8次，以利于摆脱疾病，不必等到出现症状时才做。

作用说明：各种各样的胃部不适，多由胃部受到内、外压力共同挤压，致使胃持续性供血不足，以及暴饮暴食，进食后即俯案工作、弯腰劳作等日常生活需要，影响胃循环与功能而引发。沿着食糜走向运动胃肠，将残留在胃内的食糜排出，以促使胃内容物排空，至症状自然好转。本动作不仅直接化解了各种各样的相关症状，还能够疏通胃肠循环，有益于胃肠健康，对于诸多胃部疾病具有自医功效，可望促进疾病康复。动作时要做到稳、慢、扎实，让动作做到位。

三、前列腺增生的调养方法

前列腺增生，又称前列腺肥大，是老年男性的常见病。据统计，60 岁以上的男性之中，有 40% 左右的人患有此病。

扫码看视频

侧抻前列腺

主要症状：最初感到尿频和夜尿增多，逐渐出现进行性排尿困难，由排尿迟缓、断续、尿后滴沥，变得排尿更加费力，尿线更加细弱，终成滴沥状。局部有闷胀不适感。

调养方法：可通过"侧抻前列腺"摆脱前列腺增生的困扰（扫码学习操作方法）。

作用说明：通过扩展尿道，改善排尿迟缓、断续、尿后滴沥的症状。经常保持尿道畅通，可以防止病情加重与尿潴留的发生。

四、尿潴留的化解方法

尿潴留，是指膀胱内充满大量尿液而无法排出，引起膀胱膨隆、压力增高。患者胀痛难忍，辗转不安，有时从尿道溢出部分尿液，但不能减轻下腹部疼痛。一般可由急性前列腺炎或脓肿、前列腺增生、尿道病变、结石、肿瘤等多种原因引起。

扫码看视频

尿潴留的化解方法

调养方法：可通过一些动作组合摆脱尿潴留的困扰（扫码学习操作方法）。

五、胆结石排出法

胆结石患者可有上腹不适、饭后饱胀感、厌食油腻食物，结石移动时可有上腹剧烈绞痛，疼痛可放射到肩

扫码看视频

胆结石排出法

和背部，可伴有恶心、呕吐、寒战、冷汗、黄疸、低热等症状。临床上以超声诊断为准。

调养方法：可通过一些动作组合摆脱胆结石的困扰（扫码学习操作方法）。

六、如何消除腹胀

由于乙状结肠上下辗转形成的障碍，阻碍着气体与粪便的下移排出，使得粪便在结肠内异常发酵所产生的大量气体难以及时排出，由于大肠里充满了气体，人们会感到腹部胀满不适，有鼓胀感、闷重感或闷胀感。

扫码看视频

怎样消除腹胀

调养方法：调整肠道的扭曲状态，通过"抻拔努纳"动作方法促使乙状结肠改变形态，让聚集腹内的气体顺畅排出（扫码学习操作方法）。

七、嗳气的调养方法

嗳气，是多种消化道疾病常见的共同症状之一，功能性消化不良、急性或慢性胃炎等疾病，都可能出现嗳气症状。幽门螺杆菌产生大量的尿素酶，它能分解胃内的尿素，每天可产生近300毫升的二氧化碳，使人们出现饱胀和嗳气等症状。胃内气体逆流进入食管口咽，形成间歇性嗳气，常伴饱胀、反胃、嘈杂感。

扫码看视频

嗳气的调养方法

调养方法：可通过一些动作组合摆脱嗳气的困扰（扫码学习操作方法）。

八、心脏疾病的调养方法

各种各样的心脏疾病长期困扰着人们的健康，使人们常常出现心前区不适、胸闷、心绞痛甚至心衰症状，往往只能依靠药物维持。一旦出现严重的危急状况，药物治疗效果不佳，患者常常无计可施，或者只能依靠别人来给自己做"心肺复苏"急救，否则后果难料。下面给大家介绍一个"拔落溜摆旋"调养心脏的动作，希望

扫码看视频

调养心脏的"拔落溜摆旋"方法

有助于各种心脏疾病患者的自我调养与应急自救。此法除了可以用于心脏疾病的日常调养之外，当突发胸闷或心绞痛时，可以随即坐在椅子上或者躺在床上，也可双脚叉开靠在墙上，进行自我调养或自救。

调养方法：可通过"拔落溜摆旋"动作缓解相关心脏不适症状（扫码学习操作方法）。

第八节　多活十年不夸张

一位罹患便秘三十多年的读者朋友，采用自然排便法医治好了便秘并且感觉良好，他高兴地说，自然排便法可以让他多活十年。这话并不夸张。

一、人类内脏需要自医与调养

直立行走使人类的内脏问题广泛而且复杂，诸多内脏问题一直难解，给人类健康带来诸多不确定因素，让调养内脏必不可少。

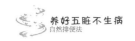

（一）特殊的人体结构遗患难解

罎装内脏是人类独有的、极其特殊的内脏结构，它无情地制约着人们的生老病死，却一直鲜为人知，让它危害了人类数千年。

1. 罎装内脏结构制约着人们的生老病死

罎装内脏使人类内脏结构扭曲，将五脏六腑堆积在一个坛子形状的腹腔之中，胸腔协同上体重量就像巨石一样牢牢地压在腹腔内脏之上，形成了上挤下压之势。这种扭曲的内脏结构常常导致内脏供血不足，使五脏六腑经常处于缺血状态，让机体的免疫力大幅度下降，这三大瑕疵使人们渐渐地失去了健康的体魄，疾病缠身，甚至久治不愈，从而制约着人类的生老病死。说到底，罎装内脏的本质就是自己的身体结构危害着自己的内脏。

2. 外部力量难解内在问题

这种特殊的人体结构几乎是不接受任何外部力量的干预的，不仅其他人无法帮助自己改变胸腔压迫腹腔所导致的内脏问题，即便是医学，也没有能力让病人的胸腔远离腹腔，致使人类这种扭曲的内脏结构既无人能帮，也无药可医。

（二）唯有自医才能拨云见日

> 只要人类仍然直立行走，罎装内脏就必然如影随形，它就会一直局限着医学介入，掣肘着临床医疗效果，让人们的生命健康离不开自医，离不开自我调养与呵护。

1. 看到才能想到与做到

一直以来人们没有留意到自身的特殊结构，自然就想不到人们为什么会如此多病、早衰、短寿，更谈不上如何化解罎装内脏的三大瑕疵，摆脱多病、早衰与短寿的现象。这些可能也是我们的自医几千年来一直裹足不前的主要原因。人们只有看到了，才能想到与做到。

2. 只有采用自医方法才能破解罎装内脏的危害

人们可以采用自医的方法来改变扭曲的内脏结构，驱动膈肌将胸腔协同五脏六腑向上提升起来，从根本上改变上挤下压的内脏状态，这样，既化解了扭曲的内脏结构，也疏通了内脏循环，并且提升机体的免疫力，让一直困扰人类的罐装内脏三大瑕疵迎刃而解。

（三）自然排便法的自医与调养功效

"自然排便法"隶属于内脏运动保健法范畴，是将内脏运动保健法中具有排便功效的动作集合而成，使自然排便法既可以用于排便，也具有调养相关内脏问题的功能。

1. 营造难得的腹腔负压

每当人们久坐或者劳作时，都容易将内脏压缩，让腹腔内脏处于高压状态而影响血液循环。长此以往，内脏细胞会因持续性缺血而纷纷休眠，内脏功能会因为大量细胞休眠而减退，使内脏器官由亚健康逐渐酿成疾病，并且使内脏逐渐萎缩变小。可想而知，人类内脏是多么需要营造出腹腔负压。

自然排便法以拔抻内脏的动作为主，向上拔提动作能够扩展腹腔容积，就像是在拔提注射器的活栓一样，霎时间使腹腔空间骤然增大，内脏压力骤减，形成难得的腹腔负压，给五脏六腑营造出气血畅通的宽松环境，可望从根本上化解内脏缺血问题。

2. 更新脏器血液

拔、抻、努等这些持续性的慢动作所形成的腹腔负压状态，会促使五脏六腑得以充分扩展，脏腑容积骤然增大，能够促使血液大进大出，便于排出陈旧血液、纳入新鲜血液，使动脉血管之中大量的新鲜血液快速涌入各个内脏器官，并置换出大量的陈旧血液，使脏腑血液得以更新。更新内脏血液可以给内脏器官提供充足的能量支撑，有助于调养各种各样的脏腑疾病。

3. 提升脏腑免疫力

人体的免疫成分都在血液之中，拔抻动作所形成的腹腔负压能够更新内脏血液，大量的新鲜血液自然会带给五脏六腑更多的免疫成分，有效提升脏腑免疫力，有望促进人类健康，促使疾病逐渐好转。

4. 排毒

每个排便动作都需要持续数秒钟，完成排便一般需要 5 分钟左右，长时间持续性的拔提动作与变换动作，可以促使毛细血管充分扩展，使新鲜血液

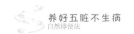
大量涌入脏腑深处，置换出内脏里面很多的陈旧血液，让隐藏于脏腑深处的生理垃圾及各种有毒有害物质随着陈旧血液一起快速离开内脏，进入循环，经代谢后排出体外。

5. 调整与改善内脏功能

涌入脏腑的新鲜血液能够促使休眠细胞逐渐转化为正常细胞，让内脏的生理功能得以改善。并且，机械性牵拉也可望促进某些脏腑的生理功能。例如，向上拔提动作可使乙状结肠位置提升而摆脱盆腔的束缚，彻底改变了乙状结肠的"僵滞"状态，调整并改善了排便功能。同时，抻拉动作常可引发肠道的集团蠕动，让粪便得以顺畅通过与排出。

6. 有助于疾病康复

自然排便法的调养作用可以遍及五脏六腑，为脏腑提供难得的腹腔负压，化解内脏疲惫，提升免疫功能，排出内脏毒素，疏通内脏气血，提振脏腑功能，为疾病康复提供充足的能量支撑，有助于摆脱相关内脏疾病的困扰，帮助人们走上健康长寿之路。

7. 避免用力挤压排便所致的内脏损伤

用力挤压排便所形成的鼓胀力，不仅损伤内脏健康，也常常给人们带来许多致命的危害。建议大家摒弃用力挤压排便方法，采用自然排便法排便，边排便边调养五脏六腑，以促进自身健康，提高生活质量，防范用力挤压排便的各种危害内脏健康之虞。

8. 为内脏健康保驾护航

人类生命全靠五脏六腑支撑，人们只有养好五脏才能健康长寿。罈装内脏理念不仅使我们看到五脏的压抑状态所带来的危害，也从中悟出简单有效的自医与调养方法。我们所推荐的自然排便法，不仅仅是替代传统用力挤压排便的一种排便方法，更是调养脏腑气血，提振器官功能，有助于化解诸多内脏健康问题的自医方法，也是为人们的健康长寿保驾护航的排便方法。人们要想健康长寿，要调养相关内脏疾病，不妨关注一下自然排便法的调养功效。

二、有望为人类增寿

（一）自然排便法何以使人增寿

"采用自然排便法能够多活十年"，这句话是一位读者的切身感受，我也感到这句话很真实，因为我既是自然排便法的发明者，也是第一个受益人。它不仅让我摆脱了死亡，而且已经多活了十四年了，至今身体依然很好。那么，自然排便法为什么能够让人们增加寿命呢？

1. 直接化解短寿根源

我们已经知道，促使人类短寿的根源，是罈装内脏所带给人类的"内脏缺血""结构扭曲""免疫力差"这三大致命的生理瑕疵。它不仅会使人类内脏多病、加速衰老成为不可抗拒，更会使人类普遍短寿，甚至容易猝死。而自然排便法的主要动作是向上拔提内脏，拔提动作能够使腹腔内脏大幅度减压并常常形成腹腔负压，腹腔负压可以使内脏得以充分扩展，让大量新鲜血液瞬间快速涌入五脏六腑，可以从根本上消除"内脏缺血"。向上拔提动作也挪开了上体的压迫，不仅让胸腔不再压迫腹腔，也使乙状结肠的扭曲与肛部"别劲"得以有效缓解，基本上消除了"结构扭曲"状态。同时，大量新鲜血液涌入内脏会带来更多的免疫成分，提升五脏六腑的免疫力，可望改善人类内脏"免疫力差"之弊。就是这个拔提动作，可以一举消除罈装内脏的三大瑕疵。而且人们排便一般需要 5 分钟左右，长时间的动作也有望使脏腑里面所形成的瘀血与肿胀得以消散，让五脏六腑更加健康。自然排便法堪称是促进内脏健康、延长人类寿命的强劲动力。

2. 消除用力排便的减寿弊端

用力挤压式排便所使用的鼓胀力会损伤五脏六腑的健康，促使人类多病、早衰与短寿，甚至使人猝死在卫生间里。相比之下，以自然排便法替代用力挤压式排便，可明显看出自然排便法使人类增加寿命的原因。

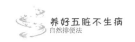
（二）自然排便法是人类共同的需要

自然排便法是人们健康长寿的需要，消除用力排便的陋习是人类进步的象征。

1. 用于替代有害的排便方法

自然排便法的诞生，可以结束用力挤压式排便的危害，人们可以远离鼓胀力，并且不必再担心会猝死在卫生间里。

2. 人类的共同需求

自然排便法可以用于摆脱便秘，但并非仅限于便秘，而是全人类生命健康的共同需求。从幼儿到老翁，大家都需要健康，而且自然排便法最好是从幼儿开始使用，将会受益一生。

三、自然排便法的应用举例

自从 2009 年有关《自然排便法》书籍出版以来，深受广大读者的喜爱，许多读者纷纷通过各种联系方式反馈自然排便法的使用效果良好，并向作者表示感谢。现从中选择两位让我最为敬佩的读者介绍给大家。

（一）执着的读者赵德林

1. 看准了就紧抓不放

赵德林先生是一位天津的读者，当他买到《便秘轻松解》这本书后，一试发现有效，就想尽快弄懂书中的全部内容，当即电话与本人联系。当他得知我身在海南时，就买了从天津飞海口的往返机票，来海南与我直接交流。回到天津之后不久，发现还有一些操作排便方法没有弄明白，便再次飞往海南与我交流。后来获悉我回到连云港了，就又一次来到本人家中深入交流，终于全面了解到他所需要的全部内容。

2. 为了健康舍得投入

能够舍得给自身的健康投资，是个明智的选择。健康可以让人们得到真正的幸福快乐，读者赵德林虽然花费很多却赢得了无价的健康。相比之下，老赵应该是一位智者。

3. 老赵的体会

老赵向我们介绍了他的经验：他常用的是"顶肋左拔"排便动作，还可以配合鼓肚子（"努纳"）、转肚子（"慢转腹腔"）动作，效果更好。

扫码看视频

执着的读者赵德林

（二）悟性很高的读者

隋光祥先生是一位新疆读者，罹患便秘三十多年，曾经多方医治但效果不佳，便秘越来越严重。自从他买到《便秘轻松解》一书后，就按照书中的方法进行操作，显著改善便秘症状。

1. 一看就会，坚持不懈

老隋是一位退休工人，文化程度不一定很高，但他的悟性却很不寻常，不仅能够一看就会，并且在坚持不懈的应用中，悟出了一些宝贵的经验。

2. 老隋的心得体会

由于罹患便秘三十多年，肠道功能明显变差，尤其是缺乏便意，老隋采用了拔提左肩动作逐渐提高的方法

扫码看视频

一位悟性很高的新疆读者隋光祥

促进便意并且增强排便动力。也给我们介绍了许多心得体会，可供广大读者朋友借鉴。其中最具有创造性的就是将功能性便秘的日常保健放到排便完成之后。每次排便结束之后，将前面的排便动作再重新做一遍，促使肠道功能得以改善，为今后能够顺畅排便打下良好的基础。并且他还感觉到，自然排便法能够让他多活十年。

（三）自然排便法的第一受益人

我本人既是自然排便法的发明者，也是自然排便法的第一受益人。

1. 逃脱死亡靠自救

其实，我的寿命已经被定格在 67 岁，那时，一直是由药物在维持我微弱的心跳，内脏几乎全部失去了正常的功能，多日不排便，干燥且坚硬的粪便在等待我用力将它排出，只要用力排便，就可能一命呜呼，这是死神已经为

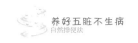

我铺设好的一条死亡之路。然而，在医生、护士的再三提醒下，我发现了自然排便法，让我绕过了那条死亡之路，走上了一条再生之路。

　　2. 有生之年话自医

　　从自然排便法的排便原理的探讨到发现肛部"别劲"，从人体特殊结构的认识到罐装内脏理念的诞生，从膈肌动作的思维到内脏运动保健法的问世，进而丰富着自医的理念与方法，这些都是在我劫后余生中产生的，让我在有生之年将相关的理念和方法与读者共享。

　　3. 过劳而不死靠调养

　　随着理念在脑海里逐渐清晰，我加紧写作，从 2016 年起我每天凌晨 4 点起床写书，晚上 8 点半之后就寝，其间的绝大部分时间用于写书，日复一日，风雨不误，2018 年 10 月到 2019 年 9 月这 11 个月之中一口气出版了 3 本书，我随之频频出现过劳症状，严重时心前区持续闷痛、呼吸困难，动弹不得。我采用舒展并按摩心区等内脏运动方法进行化解，特别是每天坚持使用自然排便法排便，让我屡屡做到过劳而不死。

　　4. 半个心脏 14 年

　　大家经常看到我是一个生龙活虎般的老头，其实我与大家有很大的不同，那就是我只有半个心脏。自从 2006 年我死里逃生时起，我的心尖部位就已经永远失去功能了，只有心脏的上半部分陪伴着我的后半生。

扫码看视频

防范过劳的体会

　　四、内脏运动操

　　内脏运动操是内脏运动保健法中编排出的一种以体操形式进行内脏运动的保健方法，可以在 3 分钟之内短平快地调养内脏气血，改善脏腑功能，提升机体免疫力。

　　随着时代发展的需要，人们的生活节奏越来越快，让许多朋友的睡眠时间越来越少，身心疲惫，疾病与过劳威胁着人们的生命健康，将许多在健康与事业的抉择中选择了事业的人们置于极其危险的境界而无法自拔。下面，让我来向大家介绍一种简单的内脏运动方法，叫作"内脏运动操"。站着、坐着、蹲着都可以做，只要 3 分钟就能够缓解内脏疲惫，并且可以一边工作一边做操。人们可以在身心疲惫、疾病康复、药物治疗、睡眠之前做一遍，也可以在疫情流行期间，每天多做几遍，随时提升自身的免疫功能，预防疾病。请大家跟我学——

扫码看视频 内脏运动操　　扫码听音乐 内脏运动操口令

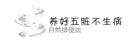

后记

抛砖引玉话自医

> 事不对因容易受挫，车不对辙容易翻覆，人类自医也须针对人体的罈装内脏结构，从解决三大瑕疵入手，方可解决内脏健康的根本问题。

罈装内脏结构是人类生命健康的克星，只要人们将躯体直立就自然形成罈装内脏，并直接遭受罈装内脏三大瑕疵（内脏缺血、结构扭曲、免疫力差）的威胁，常常使人们莫名其妙的生病，不知不觉的衰老，稀里糊涂的死亡。由于医学无法从根本上解决这三大瑕疵，就只能就病论病。为此，人类健康的出路在于自医。自医的宗旨是化解三大瑕疵，自医的责任是使自身少生病、不生病，及时调养内脏，保持健康体魄。一旦生病可以采用相应的自医方法积极配合临床医疗，将疾病尽快根除。我们所提供的《自然排便法》和《内脏运动保健法》只是自医的一种方法，人们只要秉承罈装内脏理念，从化解三大瑕疵入手，就可能会有更多的自医方法涌现，让我们拭目以待。

想要写好一本有用的书，不可能光靠一个人的力量，众人捧柴才能火焰更高。殷切希望广大读者把您的宝贵经验和体会发我微信或者 QQ 上。希望这本书再版时，书中能够呈现更多读者的名字和更加丰富的内容。

张远声
2020 年 6 月

附录　动作方法查询表

一、动作排便方法

动作方法	位置
拔提直肠区排便法	56 页图 2-18
抻拔左下腹排便法	57 页图 2-19
抻拔右下腹排便法	58 页图 2-20
右扭髋左抻拔排便法	58 页图 2-21
左扭髋右抻拔排便法	59 页图 2-22
拔努直肠区排便法	60 页图 2-23
左右拔抻努排便法	61 页图 2-24
右扭髋抻纳排便法	62 页图 2-25
左扭髋抻纳排便法	63 页图 2-26
拔提左肩排便法	64 页图 2-27
拔提右肩排便法	65 页图 2-28
交替扭髋排便法	66 页图 2-29、图 2-30

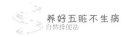

二、排便加力方法

动作方法	位置
撑左肩加力	70 页图 2-37a
撑右肩加力	70 页图 2-37b
两肩同时上撑助力	70 页图 2-37c
向左搬腿加力	70 页图 2-38b
向右搬腿加力	70 页图 2-38a
向右扭髋	71 页图 2-39b
向左扭髋	71 页图 2-39a
左右抻腹加力	71 页图 2-40
拔提直肠区加力	56 页图 2-18

三、操作排便法

动作方法	位置
排秘点按拨法	76 页图 2-45
排秘点按搓法	76 页图 2-46
排秘点单侧牵抻法	77 页图 2-47
排秘点双侧同步牵抻法	77 页图 2-48
排秘点单侧旋动法	78 页图 2-49
排秘点双侧同步旋动法	78 页图 2-50
排秘点两侧抻拨法	79 页图 2-51
拨秘点按拨法	79 页图 2-53
拨秘点单侧旋动法	80 页图 2-54
拨秘点双侧同步旋动法	80 页图 2-55
对应点双侧同步换位引牵法	82 页图 2-56
对应点双侧同步换位抻拨法	83 页图 2-57

四、动作寻便方法

动作方法	位置
十字牵引	89 页图 2-58
绕脐抻飞	90 页图 2-59
拔抻下腹	91 页图 2-60
下腹右抻左串	92 页图 2-61
下腹右抻左溜	93 页图 2-62
慢转结肠	94 页图 2-63
拔腹收肛	94 页图 2-64

五、操作寻便方法

动作方法	位置
排秘点按弹寻便法	95 页图 2-65
拔秘点按弹寻便法	96 页图 2-66

六、常用康复动作方法

动作方法	位置
平旋下腹	135 页图 3-13
拔旋直肠区	141 页图 3-19
顺转腹腔	124 页图 3-7
前努后纳	136 页图 3-15
荡会阴	137 页图 3-16
拔落腹腔	138 页图 3-17
拔溜直肠区	142 页图 3-20

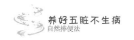
续表

动作方法	位置
拔摆直肠区	142 页图 3-21
纳串骶部	143 页图 3-22
纳转骶部	143 页图 3-23
扭髋收肛	150 页图 3-26